Aktinische Keratosen
(Carcinomata in situ)

Springer-Verlag Berlin Heidelberg GmbH

Volker Steinkraus
Dermatologikum Hamburg

Aktinische Keratosen
(Carcinomata in situ)

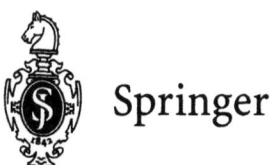 Springer

Korrespondenzadresse:
Prof. Dr. med. Volker Steinkraus
Dermatologikum Hamburg
Stephansplatz 5
20354 Hamburg
Tel. (0 40) 35 10 75 0
Fax (0 40) 35 10 75 10
E-Mail: Steinkraus@Dermatologikum.de
Homepage: www.Dermatologikum.de

Sonderpublikation aus dem Werk „Fortschritte der Dermatologie und Venerologie - Vorträge und Dia-Klinik der 18. Fortbildungswoche 2002" (Gerd Plewig / Jörg Prinz) der Reihe „Fortschritte der praktischen Dermatologie und Venerologie" (Hrsg. Gerd Plewig / Jörg Prinz) Springer-Verlag Berlin Heidelberg New York 2003

ISBN 978-3-540-21008-5

Die Deutsche Bibliothek – CIP-Einheitsaufnahme
Aktinische Keratosen / Prof. Dr. Volker Steinkraus – Berlin ; Heidelberg ; New York ; Hongkong ; London ; Mailand ; Paris ; Tokio : Springer, 2004
    ISBN 978-3-540-21008-5   ISBN 978-3-642-18486-4 (eBook)
    DOI 10.1007/978-3-642-18486-4

Dieses Werk ist urheberrechtlich geschützt. Die dadurch begründeten Rechte, insbesondere die der Übersetzung, des Nachdrucks, des Vortrags, der Entnahme von Abbildungen und Tabellen, der Funksendung, der Mikroverfilmung oder der Vervielfältigung auf anderen Wegen und der Speicherung in Datenverarbeitungsanlagen, bleiben auch bei nur auszugsweiser Verwertung, vorbehalten. Eine Vervielfältigung des Werkes oder von Teilen dieses Werkes ist auch im Einzelfall nur in den Grenzen der gesetzlichen Bestimmungen des Urheberrechtsgesetzes der Bundesrepublik Deutschland vom 9. September 1965 in der jeweils geltenden Fassung zulässig. Sie ist grundsätzlich vergütungspflichtig. Zuwiderhandlungen unterliegen den Strafbestimmungen des Urheberrechtsgesetzes.

Springer-Verlag Berlin Heidelberg 2004
Ursprünglich erschienen bei Springer-Verlag Berlin Heidelberg New York 2004

Die Widergabe von Gebrauchsnamen, Handelsnamen, Warenbezeichnungen usw. In diesem Werk berechtigt auch ohne besondere Kennzeichnung nicht zu der Annahme, dass solche Namen im Sinne der Warenzeichen- und Markenschutz-Gesetzgebung als frei zu betrachten wären und daher von jedermann benutzt werden dürften.

Produkthaftung: Für Angaben über Dosierungsanweisungen und Applikationsformen kann vom Verlag keine Gewähr übernommen werden. Derartige Angaben müssen vom jeweiligen Anwender im Einzelfall anhand anderer Literaturstellen auf ihre Richtigkeit überprüft werden.

Umschlaggestaltung: design&production GmbH, Heidelberg
Satz: typographics GmbH, Darmstadt
Gedruckt auf säurefreiem Papier   SPIN 109 87 735   18/5141 - 5 4 3 2 1 0 -

Danksagung

Herrn Professor Kristian Reich, Hautklinik der Universität Göttingen, danke ich für die kreative Beratung und graphische Darstellung bei der Diskussion der molekularen Tumorgenese aktinischer Keratosen.

Herrn Professor Peter Erb, Institut für Medizinische Mikrobiologie der Universität Basel, danke ich für das engagierte Gespräch über zahlreiche Aspekte aus der Grundlagenforschung aktinischer Keratosen.

Herrn Professor Matthias Volkenandt, Dermatologische Klinik und Poliklinik der Ludwig-Maximilians-Universität München, danke ich für die kritische Durchsicht des Manuskripts.

Inhaltsverzeichnis

Einleitung	1
Historie	1
Klinisches Bild und Verlauf	9
Histopathologie	13
Risikofaktoren und Prävention	16
Molekulare Tumorgenese – ein Schlüssel zum Verständnis der Dynamik aktinischer Keratosen	17
Therapie	20
Wertung und Schlussbetrachtung	38
Literatur	39

Einleitung

Aktinische Keratosen (solare Keratosen, senile Keratosen, Keratomata senilia, Alterskeratosen) sind frühe maligne epitheliale Neoplasien, die nach jahrelanger und kumulativ hoher Sonneneinwirkung in der lichtexponierten Haut hellhäutiger Menschen auftreten können. Klinisch, histopathologisch und molekulargenetisch handelt es sich bei aktinischen Keratosen um das frühe Stadium eines Plattenepithelkarzinoms (Carcinoma in situ). Im Verlauf der Tumorprogression können neoplastische Epithelzellen ins Korium eindringen und damit ein invasives Wachstum einleiten. Die Dignität aktinischer Keratosen wird durch Begriffe wie Präkanzerose oder Prämalignom inkorrekt erfasst, auch wenn diese Umschreibungen im klinischen Alltag oft hilfreich sind. Im folgenden sollen die wichtigsten Charakteristika aktinischer Keratosen dargestellt und bewertet werden.

Historie

Isidor Neumann (Abb. 1) beschrieb 1869 als erster Dermatologe im deutschsprachigen Raum umweltbedingte Veränderungen der Altershaut [27]. Knapp 30 Jahre später berichtete Unna (Abb. 2) über das „Carcinom der Seemannshaut", welches an der dem Wetter ausgesetzten Haut nach jahrelang bestehenden Erythemen und Hyperkeratosen auftritt [34]. Dubreuilh (Abb. 3) verwendete 1896 den Begriff des Keratoma senile und integrierte diese Hautveränderung in sein Konzept der Präkanzerosen („…et qui ont une tendance naturelle à aboutir au cancer épithélial …

on puisse considérer ces lésions comme de la graine de cancer") [9]. Jarisch schrieb in seinem Textbuch von 1908 über Lubarsch, dass dieser die Ansicht vertrat, dass es sich bei einigen „Epithelwucherungen" (z. B. Hauthörnern, Leukoplakia oris etc.) gleich von vornherein um karzinomatöse Neubildungen gehandelt hat, deren Entwicklung nur ungewöhnlich lange dauerte [17]. Freudenthal, Assistenzarzt bei Jadassohn in Breslau, schrieb 1926 die erste präzise und ausführliche Abhandlung zum Keratoma senile (◘ Abb. 4 und 5) und grenzte dieses makro- und mikromorphologisch klar von der Verruca senilis ab [11]. In Jadassohns „Handbuch der Hautkrankheiten" zeigte Beck wenige Jahre später Abbildungen zur Histopathologie (◘ Abb. 6 und 7) von Alterskeratosen mit beginnender „Karzinombildung in der Epithelwucherung" [3].

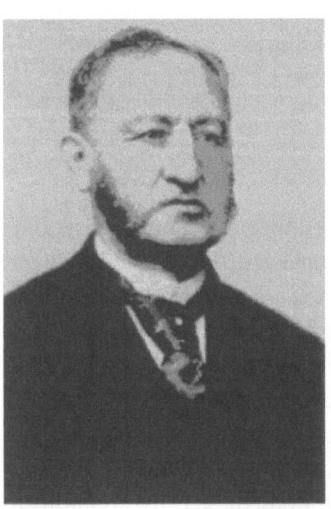

◘ Abb. 1.
Isidor Neumann
(1832–1906)

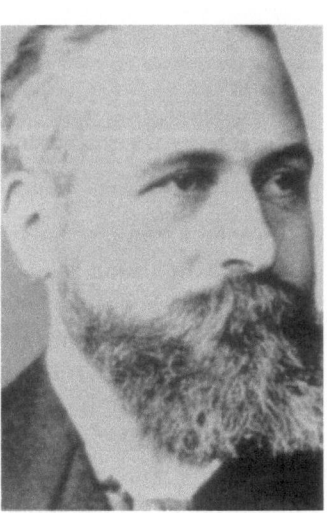

◘ Abb. 2.
Paul Gerson Unna
(1850–1929)

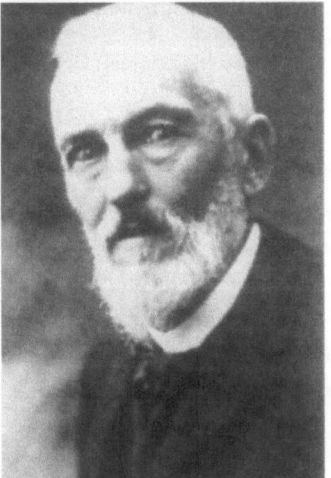

◘ Abb. 3.
William Dubreuilh
(1857–1935)

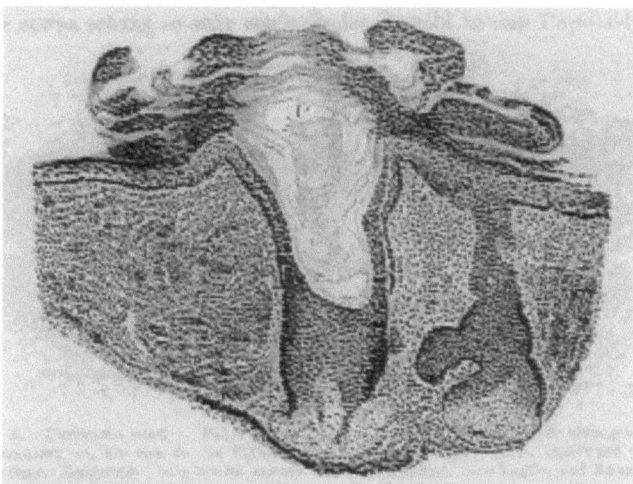

◘ Abb. 4. Abbildung 5 aus der Originalarbeit von W. Freudenthal aus dem Jahre 1926 über das Keratoma senile. Kompakte parakeratotische Verhornung im Wechsel mit korbgeflechtartiger Orthokeratose über einem follikulären Ostium.

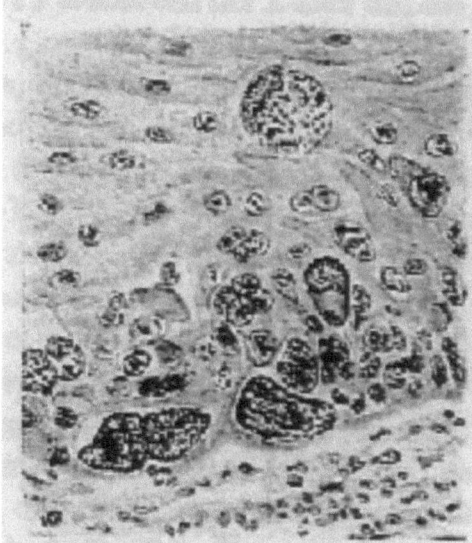

◘ Abb. 5. Abbildung 7 aus der Originalarbeit von W. Freudenthal aus dem Jahre 1926 über das Keratoma senile. Ausgeprägte zelluläre Atypien in der Epidermis.

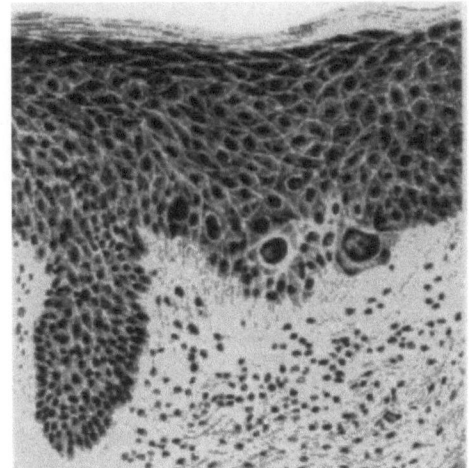

Abb. 6. Abbildung 6 aus der Arbeit von S.C. Beck über die Epitheliome in Jadassohns Handbuch der Haut- und Geschlechtskrankheiten aus dem Jahre 1933 mit Darstellung zellulärer Atypien in der unteren Epidermis.

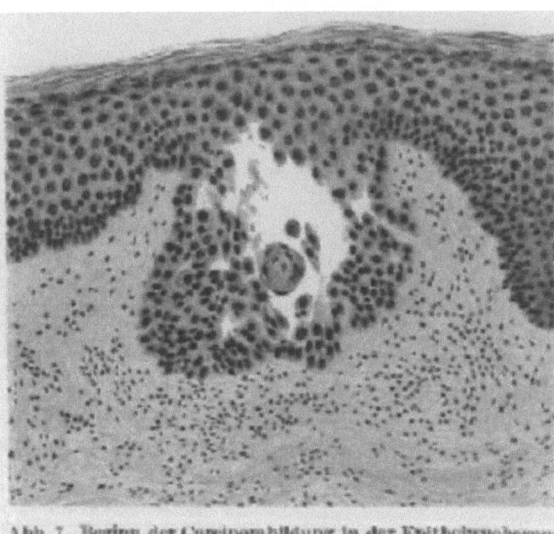

Abb. 7. Abbildung 7 aus der Arbeit von S.C. Beck über die Epitheliome in Jadassohns Handbuch der Haut- und Geschlechtskrankheiten aus dem Jahre 1933 mit atypischen Zellen und Akantholyse in der unteren Epidermis.

Molesworth aus Sydney stellte in seinem Lehrbuch 1937 eindrucksvolle klinische Bilder (Abb. 8) sowie die typische Histopathologie einer Keratosis actinica mit digitiformen Verbänden atypischer Epithelzellen dar, die vom Stratum basale der Epidermis ausgehend in die papilläre Dermis reichen (Abb. 9). Hierzu schrieb er: „such coarse digitations presage the development of squamous carcinoma". Molesworth propagierte auch den Namen „solare Keratose" und bemerkte hierzu: „... the name 'senile keratoses' is not desirable, because senility of itself does not determine them" [24].

Aktinische Keratosen

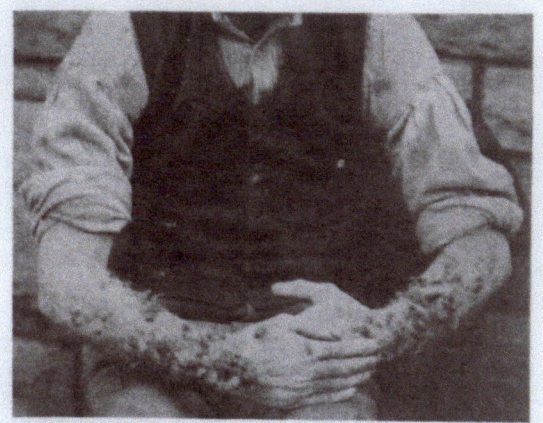

Abb. 8. Abbildung 117 aus dem Lehrbuch von E.H. Molesworth „Introduction to Dermatology" aus dem Jahre 1937 mit Darstellung von ausgeprägten aktinischen Keratosen an den Unterarmen bei einem englischen Farmarbeiter in Australien.

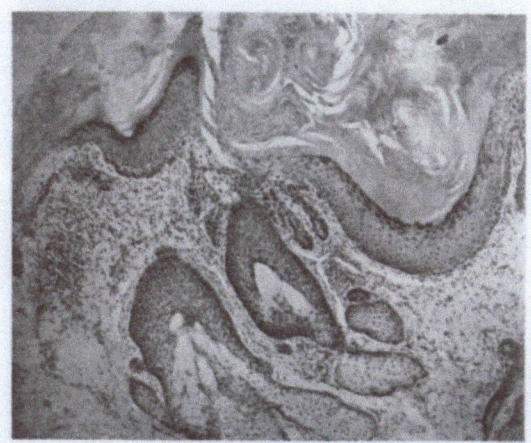

Abb. 9. Abbildung 119 aus dem Lehrbuch von E.H. Molesworth „Introduction to Dermatology" aus dem Jahre 1937 mit Darstellung der typischen histopathologischen Veränderungen in den basalen Anteilen der Epidermis einer aktinischen Keratose.

Sutton aus Kansas, USA, (Abb.10) zeigte in seinem Lehrbuch 1938 ebenfalls typische Abbildungen der Klinik (Abb.11) und Histopathologie (Abb.12) von aktinischen Keratosen [31]. In seinen wissenschaftlichen Arbeiten distanzierte er sich von dem Begriff „präkanzerös" und schrieb: „they are called 'precancerous' lesions; they are, in fact, cancerous already" [32]. Lever charakterisierte die Keratosis senilis in seinem Lehrbuch 1958 als „Stachelzellenkarzinom Grad ½" (Abb.13) [22] und Gottron und Nikolowski zeigten charakteristische Abbildungen der Histopathologie aktinischer Keratosen mit atypischen Epithelzellen im Stratum basale, die von ihnen als „Kanzerisierung" beschrieben wurde (◘ Abb. 14 und 15). In ihrer Wertung der Präkanzerose als Vorläufer für die Krebsentstehung sprachen sie von einem „Drama in mehreren Akten" [14]. Keining und Braun-Falco zeigten in ihrem Lehrbuch 1969 ein eindrucksvolles klinisches Bild mit aktinischen Keratosen im gesamten Gesichtsbereich bei einer alten Frau (◘ Abb. 16). Histogenetisch wird von ihnen die Proliferation anaplastischer Zellen im basalen Zell-Lager der Epidermis in den Mittelpunkt gestellt. Hierzu schrieben sie: „Es handelt sich daher streng genommen um ein sogenanntes Carcinoma in situ" [19].

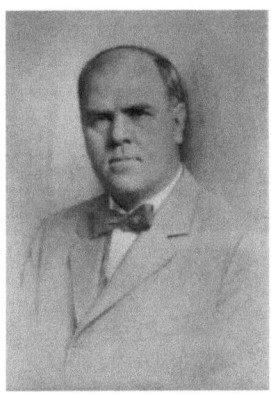

◘ Abb. 10. Abbildung von Richard L. Sutton (1878–1952) in der 11. Ausgabe seines Lehrbuchs „Diseases of the Skin" aus dem Jahre 1956.

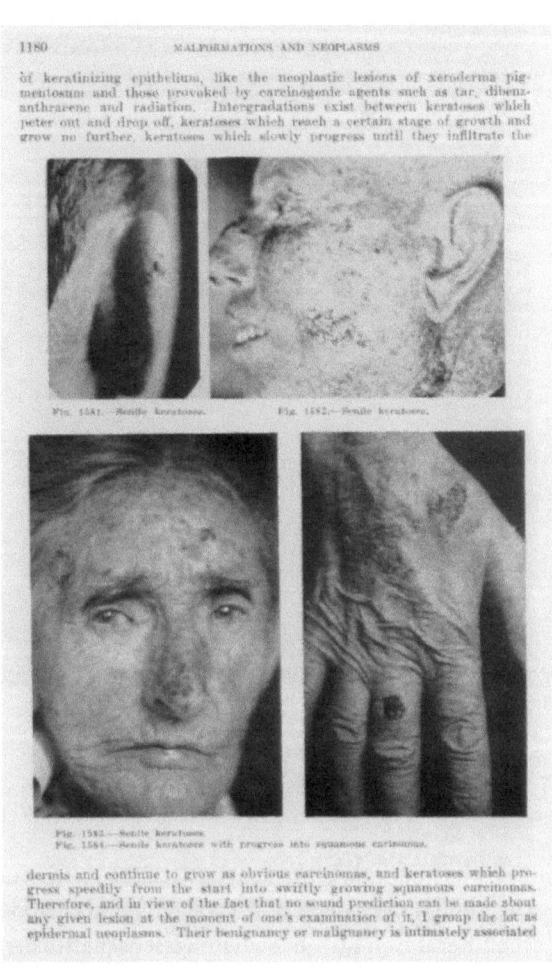

◘ Abb. 11. Abbildungen (1581, 1582, 1583 und 1584) in der 11. Ausgabe des Lehrbuchs „Diseases of the Skin" von R.L. Sutton aus dem Jahre 1956 mit Darstellung typischer klinischer Bilder von aktinischen Keratosen.

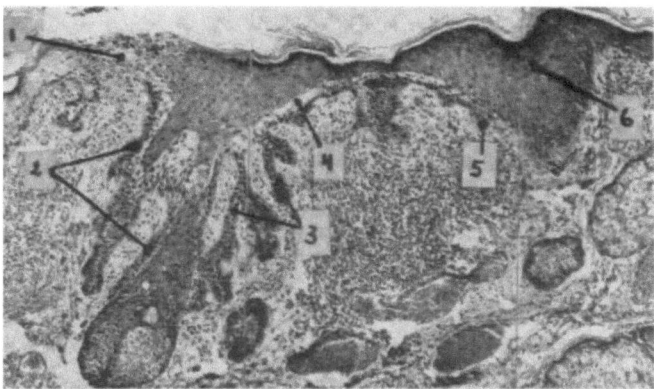

Abb. 12. Abbildung 1593 in der 11. Ausgabe des Lehrbuchs „Diseases of the Skin" von R.L. Sutton aus dem Jahre 1956 mit Darstellung der typischen histopathologischen Veränderungen in den basalen Anteilen der Epidermis einer aktinischen Keratose.

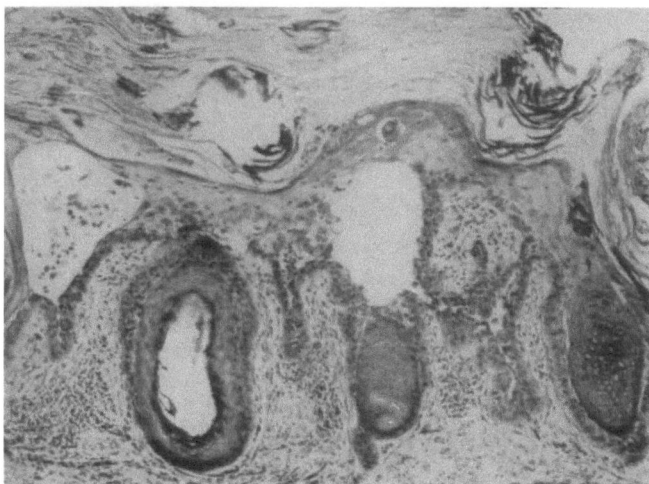

Abb. 13. Abbildung 158 in der 2. Auflage des Lehrbuchs „Histopathologie der Haut" von Walter F. Lever aus dem Jahre 1958 mit atypischen Zellen im Stratum basale der Epidermis einer aktinischen Keratose.

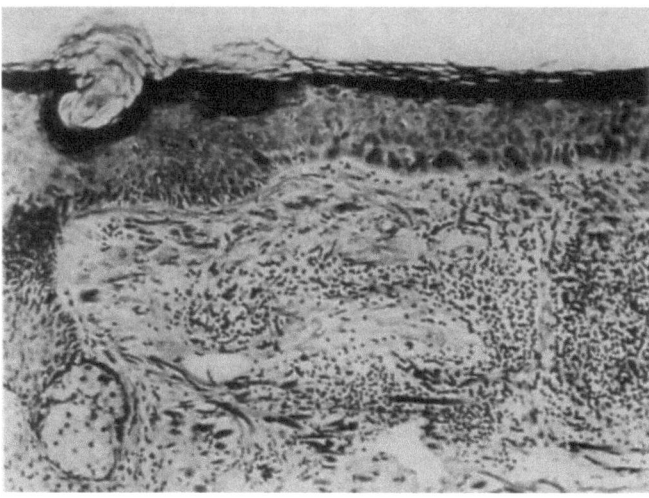

Abb. 14. Abbildung 11 aus dem Kapitel „Karzinom der Haut" von H.A. Gottron und W. Nikolowski aus Band IV des Lehrbuchs „Dermatologie und Venerologie" von H.A. Gottron und W. Schönfeld aus dem Jahre 1960 mit Darstellung der typischen zellulären Atypien in der unteren und mittleren Epidermis einer aktinischen Keratose.

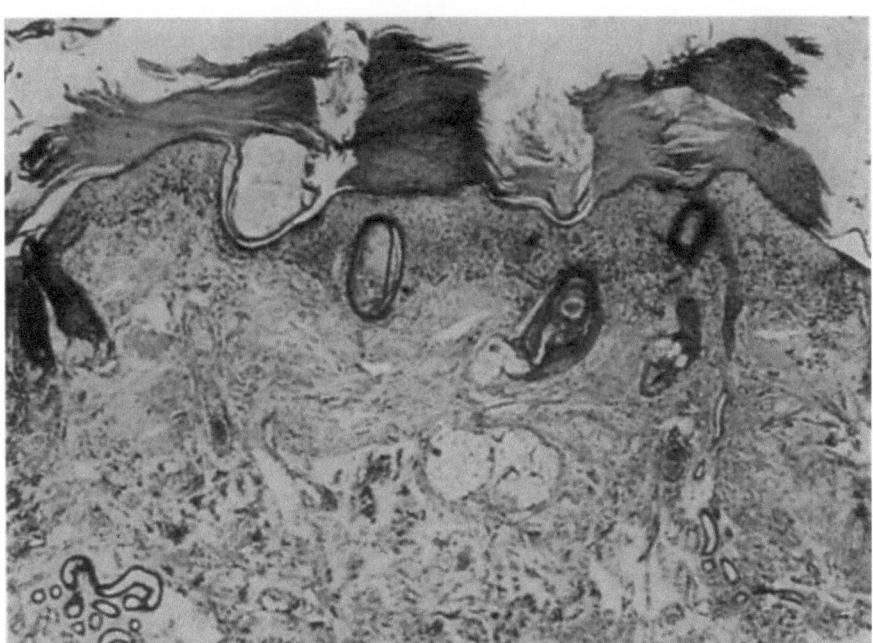

◘ Abb. 15. Abbildung 13 aus dem Kapitel „Karzinom der Haut" von H.A. Gottron und W. Nikolowski aus Band IV des Lehrbuchs „Dermatologie und Venerologie" von H.A. Gottron und W. Schönfeld aus dem Jahre 1960 mit Darstellung des typischen Hornhautmusters einer aktinischen Keratose (kompakte Parakeratose über der interfollikulären Epidermis und korbgeflechtartige Orthokeratose über der follikulären Epidermis).

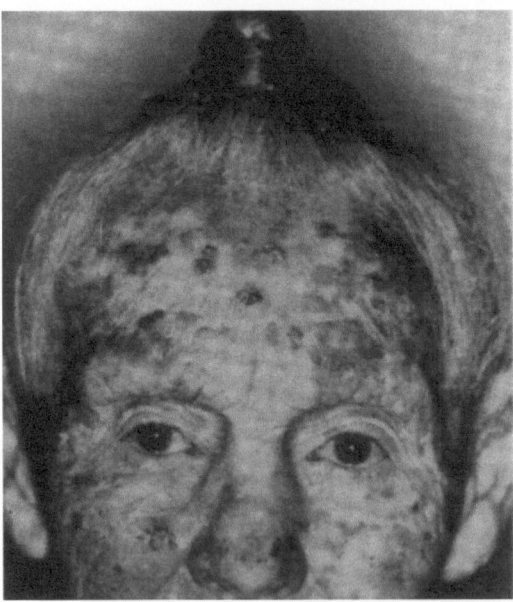

◘ Abb. 16. Abbildung einer älteren Frau mit multiplen aktinischen Keratosen im Gesicht aus dem Kapitel „Präkanzerosen" des Lehrbuchs „Dermatologie und Venerologie" von E. Keining und O. Braun-Falco aus dem Jahre 1969.

Klinisches Bild und Verlauf

Aktinische Keratosen treten nach langjähriger Sonnenexposition solitär oder multipel, vorzugsweise bei älteren, hellhäutigen Menschen im Gesicht, an den Handrücken und seltener auch an Unterarmen auf. Bei sehr hellem Hauttyp (Hauttyp I und II) und ungewöhnlich hoher Sonnenexposition oder genetischen Erkrankungen mit erhöhter UV-Strahlen-Empfindlichkeit (zum Beispiel Xeroderma pigmentosum) können aktinische Keratosen auch schon im zweiten und dritten Lebensjahrzehnt auftreten. Klinisch handelt es sich um gerötete schuppige oder keratotische Maculae oder Plaques, die gelegentlich auch hyperpigmentiert sind (◘ Abb. 17–25). Die Cheilitis actinica ist eine klinische und histologische Variante aktinischer Keratosen, die meist an der Unterlippe auftritt. Sie zeigt sich häufig als Leukoplakie (◘ Abb. 26). Nicht selten treten aktinische Keratosen in Form atrophischer Eritheme auf. Frühe Formen lassen sich durch rauhe Texturveränderungen der Hautoberfläche besser tasten als sehen und gehen oft mit Dysästhesien einher. Länger bestehende Formen sind gelegentlich mit dicken und festsitzenden Hornauflagerungen bedeckt und werden dann als Cornu cutaneum bezeichnet (◘ Abb. 21).

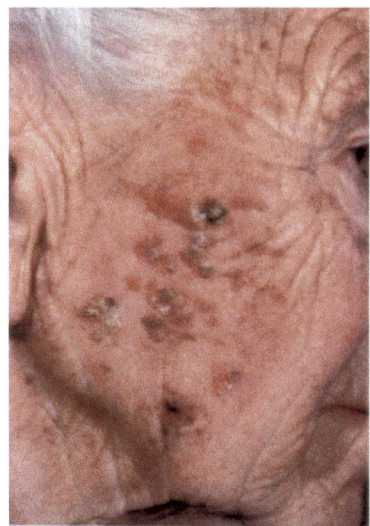

◘ Abb. 17. Multiple aktinische Keratosen mit fest haftenden dicken Hornauflagerungen im Wangenbereich nach langjähriger Sonnenexposition bei einer älteren Frau.

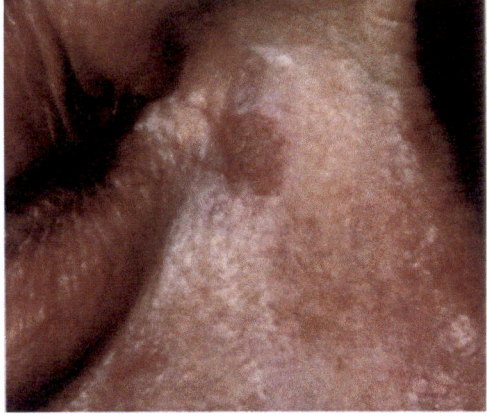

◘ Abb. 18. Umschriebene aktinische Keratose an der seitlichen Nase in Augennähe, eine der typischen Prädilektionsstellen für aktinische Keratosen.

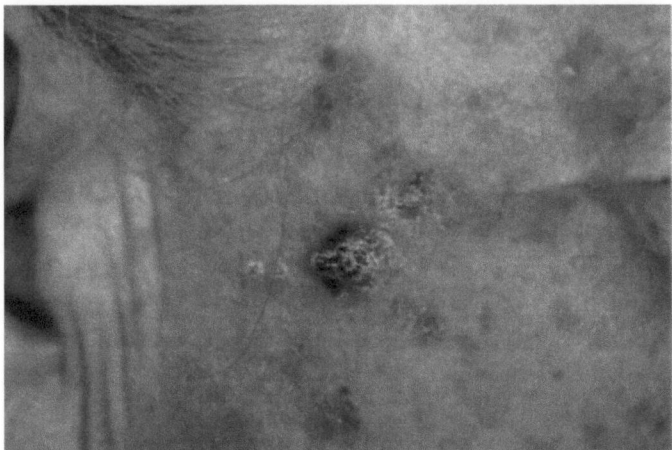

Abb. 19. Pigmentierte aktinische Keratosen in der Regio zygomatica.

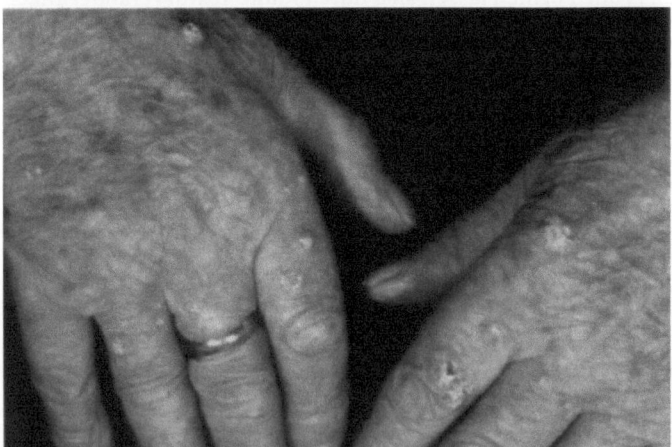

Abb. 20. Aktinische Keratosen an den Handrücken.

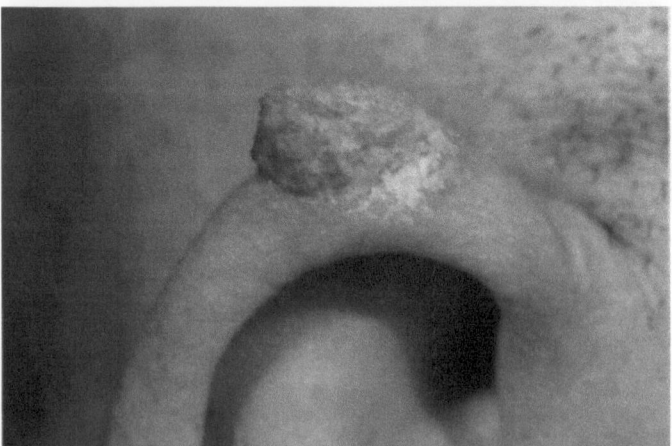

Abb. 21. Aktinische Keratose unter dem klinischen Bild eines Cornu cutaneum in typischer Lokalisation an der Helix.

Aktinische Keratosen

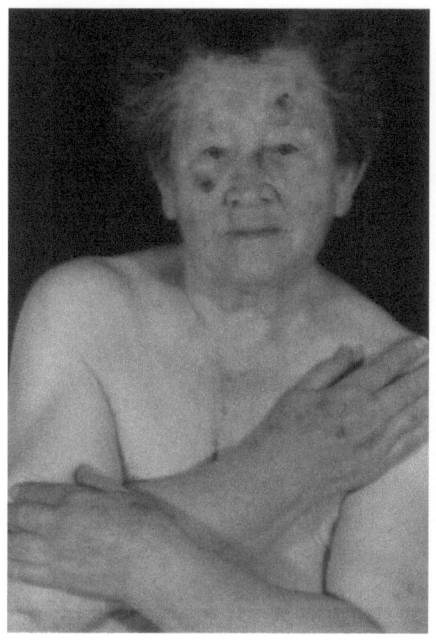

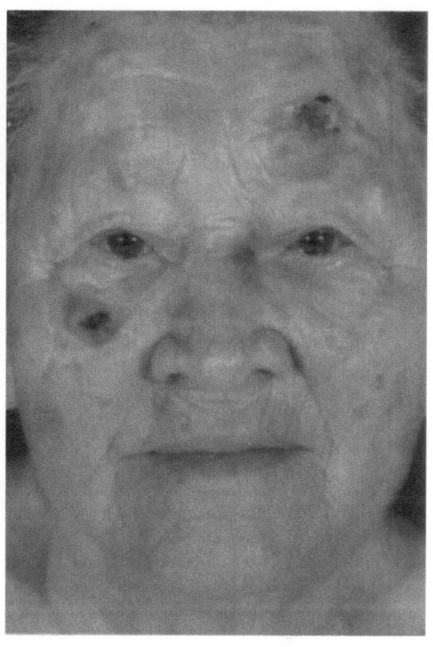

◊ Abb. 22. Aktinische Schädigungen der Haut mit solarer Elastose, solaren Lentigines sowie frühen und fortgeschrittenen Plattenepithelkarzinomen.

◊ Abb. 23. Ausschnittsvergrößerung von Abbildung 22.

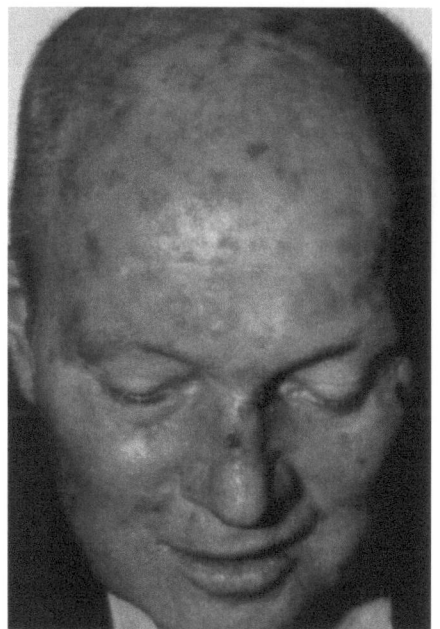

◊ Abb. 24. Multiple aktinische Keratosen und solare Lentigines im gesamten Gesichts- und Kopfhautbereich nach langjähriger Sonnenexposition.

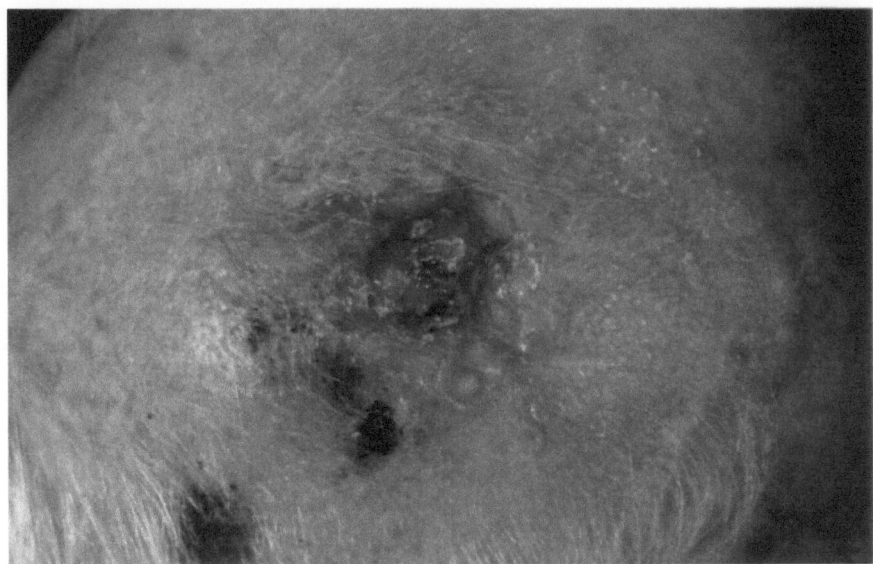

Abb. 25. Invasives Plattenepithelkarzinom mit aktinischen Keratosen im Randbereich.

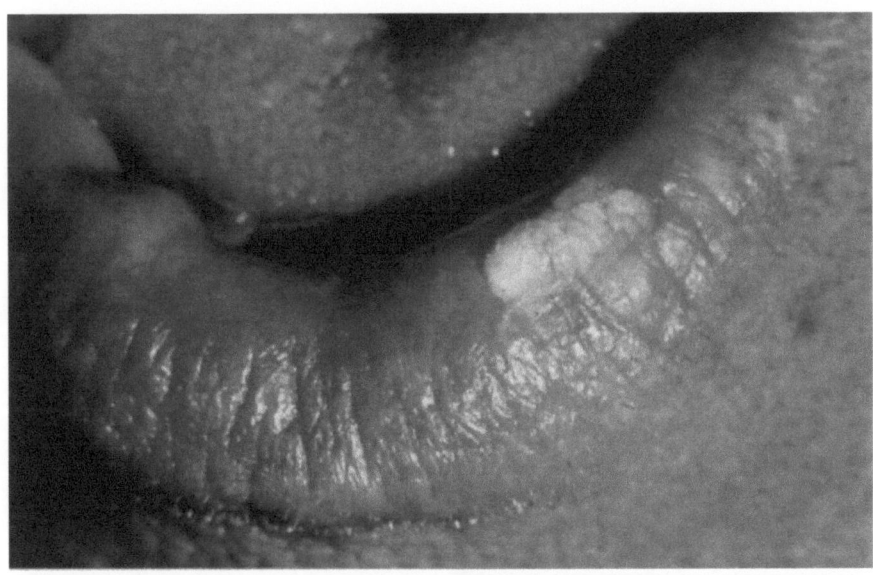

Abb. 26. Cheilitis actinica unter dem klinischen Bild einer Leukoplakie an der Unterlippe (Sonderform einer aktinischen Keratose auf der Übergangsschleimhaut).

In einigen Fällen heilen aktinische Keratosen ohne Therapie ab (sogenannte Spontanremissionen) [23]. Meistens zeigen sie jedoch eine langsame Progredienz. Schätzungen darüber, mit welcher Wahrscheinlichkeit eine individuelle aktinische

Keratose das Kontinuum bis zum invasiven Plattenepithelkarzinom durchläuft, variieren von 0,1 % bis 10 % [8, 23]. Umgekehrt sind nach einer amerikanischen Studie 97 % der untersuchten invasiven Plattenepithelkarzinome mit einer benachbarten aktinischen Keratose assoziiert [15, 16]. Dies unterstreicht, dass ein großer, wenn nicht der größte Teil invasiv wachsender Plattenepithelkarzinome aus einer aktinischen Keratose hervorgegangen ist und dass es sich bei aktinischen Keratosen und invasiv wachsenden Plattenepithelkarzinomen um unterschiedliche Stadien ein und desselben Prozesses handelt. Insbesondere hyperplastische Formen aktinischer Keratosen sind makroskopisch nicht von einem frühinvasiven Plattenepithelkarzinom abzugrenzen.

Histopathologie

Histopathologisch findet sich eine hyperplastische (◘ Abb. 27 und 28) oder auch flache atrophische (◘ Abb. 29) Epidermis mit atypischen Keratinozyten im Stratum basale. Häufig reichen die atypischen Zellen mit fingerförmigen Epithelverbänden in die obere papilläre Dermis. Das Stratum corneum zeigt einen charakteristischen Wechsel von korbgeflechtartiger Orthokeratose über follikulären Ostien und Akrosyringien (in der H & E Färbung *blau*) mit kompakter Parakeratose im Bereich der interfollikulären Epidermis (in der H & E Färbung *rosa*), ein Charakteristikum von aktinischen Keratosen, das auch als „pink and blue phenomen" beschrieben wird (◘ Abb. 30). Aufgrund dichtgelagerter Zellen im Stratum basale („crowding") stellen sich die Keratinozyten in der neoplastisch veränderten Epidermis besonders basophil dar. In der Dermis findet sich meist eine deutlich ausgeprägte solare Elastose. Die zellulären Charakteristika sind durch Pleomorphie, Anisochromasie,

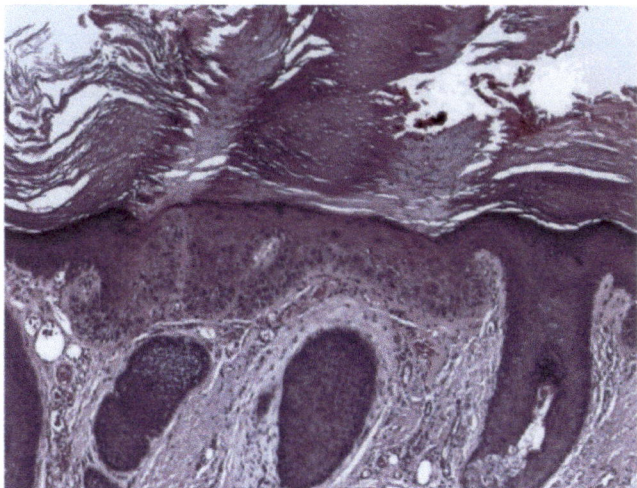

◘ Abb. 27. **Hyperplastische aktinische Keratose mit zellulären Atypien im unteren und mittleren Epithelquerschnitt. Kompakte Parakeratose im Wechsel mit Orthokeratose.**

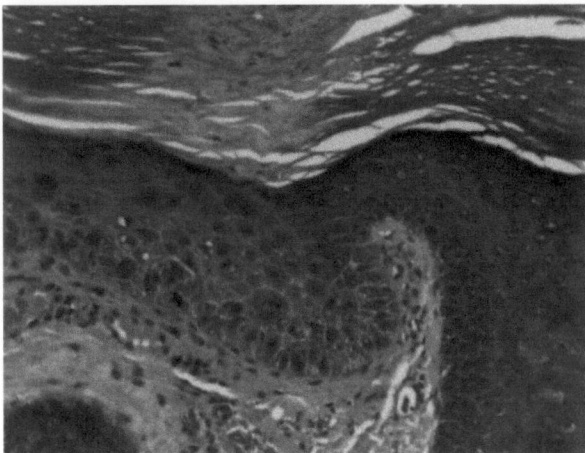

Abb. 28. Ausschnittsvergrößerung von Abbildung 27.

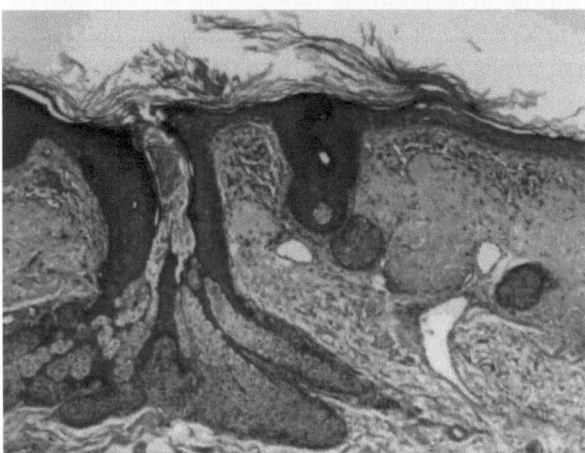

Abb. 29. Atrophische aktinische Keratose mit einem schütteren lichenoiden lymphozytären Infiltrat bei ausgeprägter solarer Elastose.

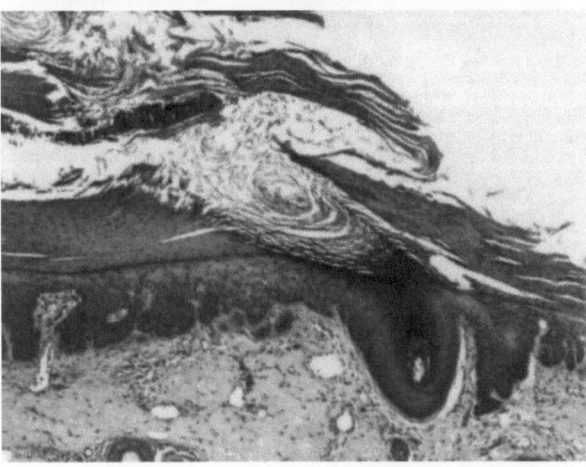

Abb. 30. Kompakte Parakeratose („pink") über der interfollikulären Epidermis im Wechsel mit korbgeflechtartiger Orthokeratose („blue") über follikulären Ostien.

Störungen in der Stratifikation und Zellreifung sowie vermehrte Mitosen (selten atypische Mitosen) [7] gekennzeichnet. Das histopathologische Bild ist reich an Varianten, bei der die Epithelkonfiguration auch bowenoid sein kann (Abb. 31). Subepidermal findet sich oft ein unterschiedlich dichtes lichenoid angeordnetes lymphozytäres Infiltrat (lichenoide aktinische Keratose). Die lichenoide aktinische Keratose darf nicht mit der benignen Lichen-planus-artigen Keratose verwechselt werden. Letztere ist Ausdruck regressiver Veränderungen einer solaren Lentigo oder seborrhoischen Keratose mit einem ungewöhnlich stark ausgeprägten lymphozytären Infiltrat an der dermo-epidermalen Junktionszone. Häufig sieht man auch suprabasale Epidermolysen (Akantholysen) (Abb. 32), wohingegen epidermolytische Hyperkeratosen selten sind [1]. Auch histopathologisch handelt es sich bei aktinischen Keratosen um frühe Plattenepithelkarzinome (Carcinomata in situ), da sie bereits alle zytologischen Charakteristika aufweisen können, die

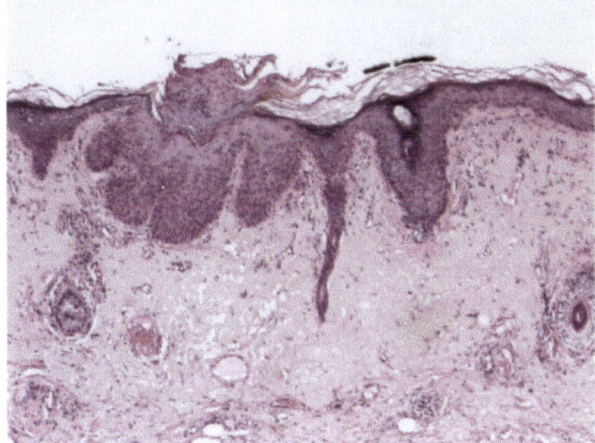

Abb. 31. Bowenoide aktinische Keratose mit bulbös konfigurierten Reteleisten und kompakter parakeratotischer Verhornung. In der Dermis ausgeprägte solare Elastose.

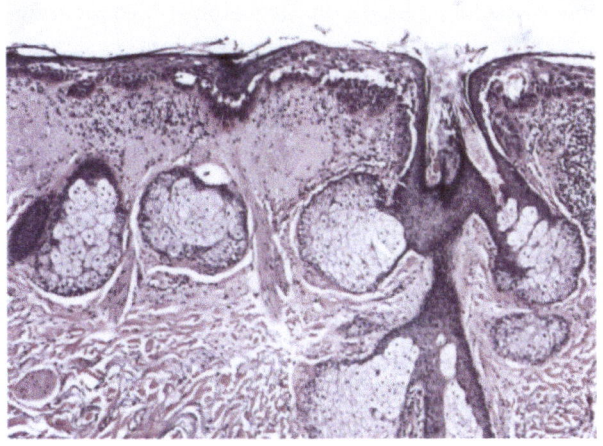

Abb. 32. Aktinische Keratose mit suprabasaler Akantholyse.

man auch bei invasiven und weit fortgeschrittenen Plattenepithelkarzinomen findet [15]. Nicht selten sieht man mikroskopisch den kontinuierlichen Übergang einer aktinischen Keratose in ein invasiv wachsendes Plattenepithelkarzinom (◘ Abb. 33).

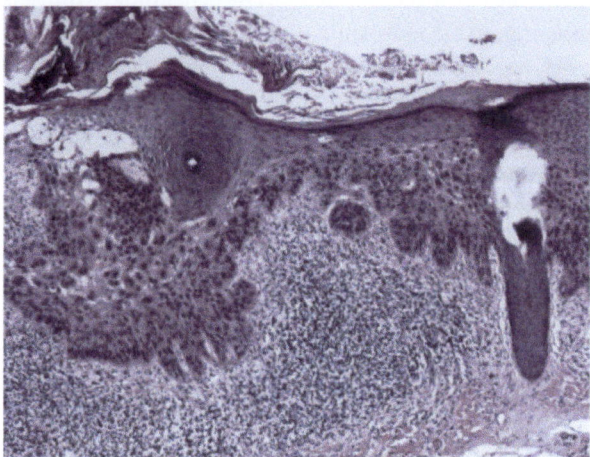

◘ Abb. 33. Frühinvasives Plattenepithelkarzinom auf dem Boden einer hyperplastischen aktinischen Keratose.

Risikofaktoren und Prävention

Sichere Risikofaktoren für die Entwicklung aktinischer Keratosen sind
- heller Hauttyp,
- hohes Alter,
- langjährige Sonnenexposition (insbesondere in der Kindheit) und
- Immunsuppressionen [4].

Zusätzlich gibt es unbekannte Risikofaktoren, die die Haut einiger Menschen für die Entwicklung aktinischer Keratosen prädisponieren. Hierbei könnte es sich um unterschiedlich effektive Mechanismen der Hautprotektion (z.B. Unterschiede in der DNA-Reparaturkapazität) oder auch um individuelle Unterschiede im Metabolismus von Karzinogenen handeln.

Als Prävention ist ein dauerhafter UV-Schutz die effektivste Maßnahme. Auch diätetische Maßnahmen mit einer fettreduzierten Kost scheinen nach einer Studie aus den USA dem Auftreten aktinischer Keratosen entgegenzuwirken [5].

Molekulare Tumorgenese – ein Schlüssel zum Verständnis der Dynamik aktinischer Keratosen

Durch Exposition der Haut mit UV-Strahlen kann es zu genetischen Veränderungen in Keratinozyten kommen. Überwiegendes Korrelat dieser Schädigungen sind Thymidin-Dimere in der DNS, die durch Exposition mit Wellenlängenbereichen aus dem UVB-Spektrum (280–320 nm) entstehen. Sind DNA-Reparatur oder andere antitumorigene Mechanismen intakt, wird der Schaden entweder effektiv „repariert" und die Zelle wieder in den „Pool" der gesunden Keratinozyten integriert oder die geschädigte Zelle wird einem programmierten Zelltod (Apoptose) zugeführt. Sind DNA-Reparatur oder andere antitumorigene Mechanismen dagegen nicht intakt, resultiert eine dauerhafte Veränderung im Erbgut der Zelle (Mutation). Für die Weichenstellung ist wahrscheinlich im wesentlichen das für die Zellzyklusregulation zuständige Tumorsuppressorgen p53 verantwortlich. Dieses ist in ca. 80 % der Fälle sowohl bei aktinischen Keratosen als auch bei invasiven Plattenepithelkarzinomen mutiert. Diese Mutation stellt somit ein frühes Ereignis in der Tumorgenese von Plattenepithelkarzinomen der Haut dar [6]. Im Gegensatz dazu zeigen sich beim Tumorsuppressorgen p16, ein weiteres Gen der Zellzyklusregulation, signifikante Unterschiede zwischen aktinischen Keratosen und invasiven Plattenepithelkarzinomen. So weist das p16-Gen bei invasiven Plattenepithelkarzinomen eine signifikant höhere Rate an Mutationen gegenüber aktinischen Keratosen auf. Diese Daten korrelieren auch mit immunhistochemischen Untersuchungen, bei denen das p16-Protein bei invasiven Plattenepithelkarzinomen nicht mehr nachweisbar ist. In aktinischen Keratosen läßt sich das p16-Protein dagegen genau wie in der gesunden Haut nachweisen. Dies läßt vermuten, daß eine Inaktivierung des Tumorsuppressorgens p16 von Bedeutung für die Weiterentwicklung einer aktinischen Keratose zum invasiven Plattenepithelkarzinom sein könnte [25].

Nach heutigem Verständnis korreliert der Übergang einer aktinischen Keratose in ein invasives Plattenepithelkarzinom jedoch nicht nur mit Defekten bei der DNA-Reparatur oder bei der Zellzyklusregulation (Mutation der Tumorsuppressorgene p53 und/oder p16), sondern zusätzlich mit einer Störung weiterer Kontrollmechanismen. Dazu zählen Defekte oder Regulationsstörungen bei der Wachstumskontrolle durch Zell-Zell- oder Zell-Matrix-Interaktionen, der Expression von Retinoidrezeptoren, der Expression von Matrix-Metalloproteinasen sowie Defekte oder Regulationsstörungen bei der immunologischen Tumorüberwachung („tumor surveillance") im Sinne einer T-Zell vermittelten zytotoxischen Ausschaltung maligner Zellen (Abb. 34). So nimmt z. B. die epidermale Expression von Retinoidrezeptoren, denen eine wichtige Rolle bei der Steuerung von Proliferation und Differenzierung in Keratinozyten zukommt, von gesunder Haut über aktinischen Keratosen bis hin zu invasiven Plattenepithelkarzinomen ab. Eine ver-

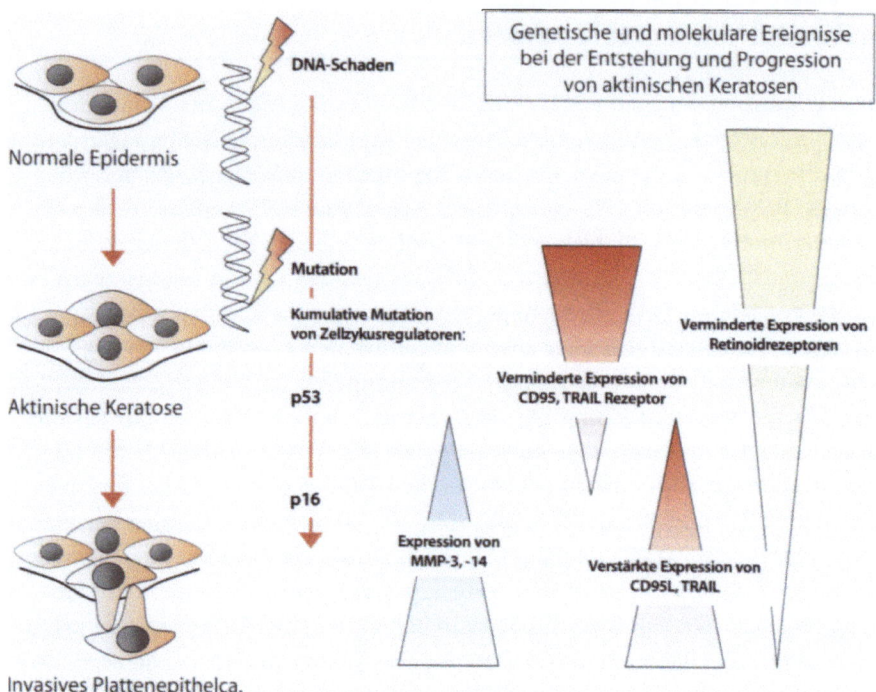

Abb. 34. Modell mit vereinfachter graphischer Darstellung der molekularen Tumorgenese und Dynamik einer aktinischen Keratose.

minderte Expression oder eine Desensibilisierung dieser Rezeptoren könnte daher für die Dynamik von aktinischen Keratosen bedeutsam sein [38].

In zellbiologischen Untersuchungen an organotypischen Hautmodellen konnte darüber hinaus gezeigt werden, dass frühe Tumorzellen in der Epidermis der Kontrolle durch gesunde Nachbarzellen unterliegen, die die Tumorzellen mit wachstuminhibierenden Eigenschaften „in Schach halten" [35]. Hierbei sind sowohl parakrine Signalübermittlungen, wie auch direkte Zell-Zell- und Zell-Matrix-Kontakte von Bedeutung. Vor kurzem wurde auch über Unterschiede in der Expression von Matrix-Metalloproteinasen (MMP) berichtet, die das invasive Verhalten epithelialer Neoplasien beeinflussen könnten. Es zeigte sich, dass bestimmte MMP, z.B. MMP-3 und MMP-14, nicht in aktinischen Keratosen, jedoch in invasiven Plattenepithelkarzinomen exprimiert werden, das also eine Korrelation zwischen der Expression dieser MMP und der Invasivität der transformierten Zellen besteht [20, 33]. Auf funktioneller Ebene könnte dieser Zusammenhang dadurch erklärt sein, dass die Expression von Matrix-Metalloproteinasen das invasive Tumorwachstum einleitet oder begünstigt, da die mit MMP ausgestatteten Tumorzellen über proteolytische Eigenschaften verfügen, mit denen sie die Strukturproteine der Basalmembranzone zerstören können.

Neben den bisher angeführten Kontrollmechanismen kann die mutierte Zelle in der Epidermis auch durch eine immunologische Tumorüberwachung erkannt und zur Apoptose gebracht werden („immune oder tumor surveillance"). Durch gezielte Abwehrmechanismen kann die Tumorzelle dieser immunologischen Überwachung jedoch auch entkommen („immune escape"). An diesem Prozess sind Interaktionen zwischen verschiedenen Ligand-Rezeptor-Paaren beteiligt, wobei die Liganden in der Regel auf den Apoptose-induzierenden Zellen, z. B. auf zytotoxischen T-Zellen, und die Rezeptoren auf den Apoptose-empfänglichen Zellen, z. B. den Keratinozyten, exprimiert werden. Neuere Daten weisen auf eine besondere Bedeutung der Interaktion zwischen CD95 (Fas) Ligand und CD95 sowie zwischen TRAIL und TRAIL Rezeptor für die Tumorüberwachung UV-geschädigter Keratinozyten hin. Zudem scheint eine veränderte epidermale Expression dieser Moleküle (CD95 und TRAIL Rezeptor) eine wichtige Rolle bei der Progression aktinischer Keratosen zu spielen. So ist die Expression von CD95 auf Keratinozyten in Sonnen-exponierter gegenüber nicht-exponierter Haut verstärkt, was diese Zellen besonders empfindlich für eine apoptotische „Ausselektion" macht. Die im histologischen Schnitt nach Sonnenexposition sichtbaren „sun-burn-cells" entsprechen solchen apoptotischen Zellen. In aktinischen Keratosen und invasiven Plattenepithelkarzinomen ist dagegen die Expression von CD95 stark reduziert und der CD95-abhängige Überwachungsmechanismus entsprechend defekt [10]. In invasiven Plattenepithelkarzinomen, aber nicht in aktinischen Keratosen, findet sich zudem eine vermehrte Expression von CD95L und TRAIL [2]. Die mit diesen Molekülen ausgestatteten transformierten Keratinozyten können damit sozusagen im Umkehrverfahren bei den zytotoxischen T-Zellen, von denen sie attackiert werden sollen, eine Apoptose auslösen. Daher wird dieser Phänotyp, d. h. die vermehrte Expression von CD95L und TRAIL auch mit „immune escape" Mechanismen invasiv wachsender Zellen in Verbindung gebracht. Da UV-Bestrahlung selbst Veränderungen in der epidermalen Expression Apoptose-induzierender und -verhindernder Moleküle bewirkt, könnte der beschriebene Mechanismus speziell bei der Tumorgenese UV-bedingter Malignome bedeutsam sein.

Zusammenfassend sind an der Entstehung und Dynamik einer aktinischen Keratose zahlreiche Mechanismen auf unterschiedlichen Ebenen beteiligt. Hierbei sind Defekte oder Regulationsstörungen
- der DNA-Reparaturkapazität,
- der Zellzyklusregulation,
- der Retinoidrezeptoren,
- der Matrix-Metalloproteinasen,
- der Wachstumskontrolle durch Zell-Zell- oder Zell-Matrix-Interaktionen sowie
- der immunologischen Tumorüberwachung

denkbar (Abb. 34).

Therapie

Unterschiedliche Therapien stehen zur Verfügung, deren Einsatz sich nach der Schwere des Befundes, der anatomischen Lokalisation, individuellen Patientendaten sowie den persönlichen Erfahrungen des behandelnden Arztes richten sollte (◘ Tab. 1). Die Therapie muss sicher und effektiv sein, wobei verschiedene Behandlungsformen kombiniert werden können. Besonders chirurgische oder laserchirurgische Therapien sind gut mit einer anschließenden topischen Therapie, z. B. mit Retinoiden, kombinierbar. Zur Sicherung der klinischen Diagnose sollten aktinische Keratosen nach Möglichkeit histologisch untersucht werden. Dies gilt in jedem Fall für hyperplastische aktinische Keratosen, da nur so fortgeschrittene Stadien, d. h. invasive Plattenepithelkarzinome, abgegrenzt werden können.

◘ Tab. 1. Übersicht über die wichtigsten Therapien für aktinische Keratosen.

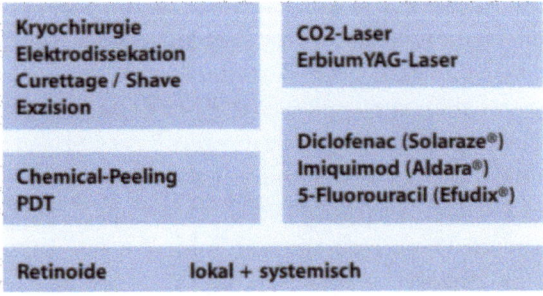

Für die meisten aktinischen Keratosen stellt die flache chirurgische Abtragung (Curettage oder Shaveexzision) (◘ Abb. 35) eine effektive Therapie dar. Hiervon ausgenommen werden müssen atrophische aktinische Keratosen, nach deren Curettage oder Shaveexzision meist eine kosmetisch störende Hautvertiefung („Delle") verbleibt. Besonders für hyperplastische aktinische Keratosen eignet sich die Shaveexzision jedoch gut (◘ Abb. 36) und führt zudem zu klaren histopathologischen Ergebnissen.

Kommt es bei einer bereits vorbehandelten aktinischen Keratose zu einem Rezidiv, sollte diese exzidiert werden, da nur so tiefe Anteile sicher miterfasst werden den (◘ Abb. 37).

Eine effektive, einfache und vor allem kostengünstige Behandlungsmöglichkeit von aktinischen Keratosen ist die Kryochirurgie. Diese hat jedoch den Nachteil, nicht selten zu kosmetisch störenden, dauerhaften Hypopigmentierungen zu führen (◘ Abb. 38).

Aktinische Keratosen

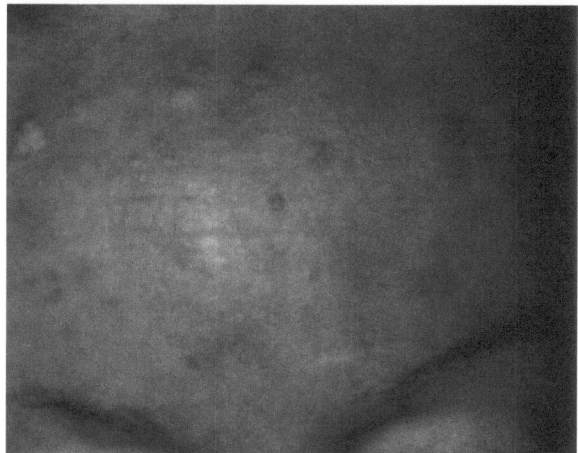

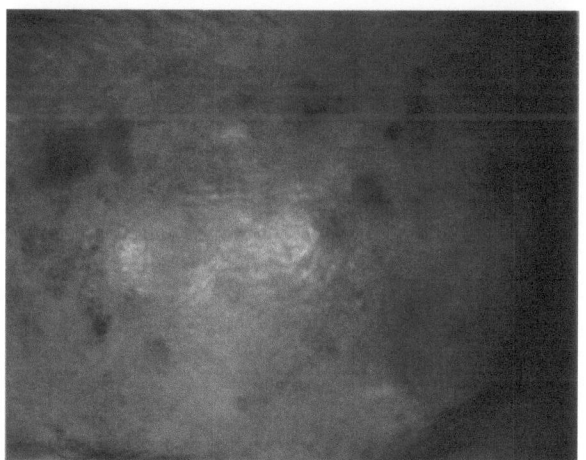

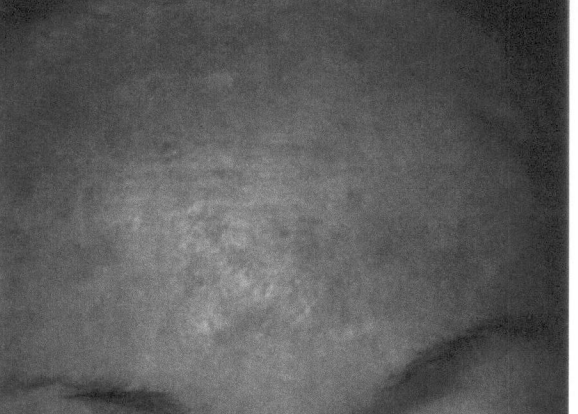

Abb. 35. Aktinische Keratosen vor (a), unmittelbar nach (b) und 2 Monate nach (c) Shave-Exzisionen.

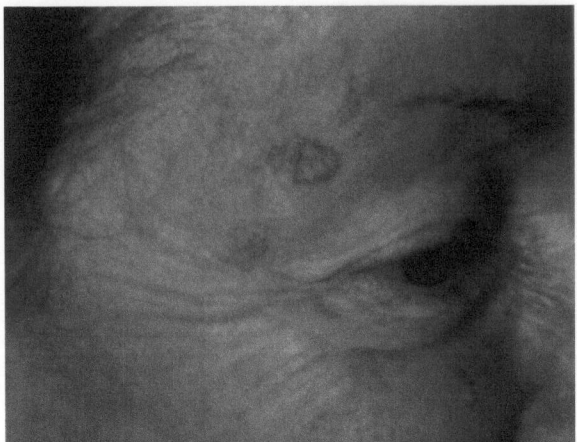
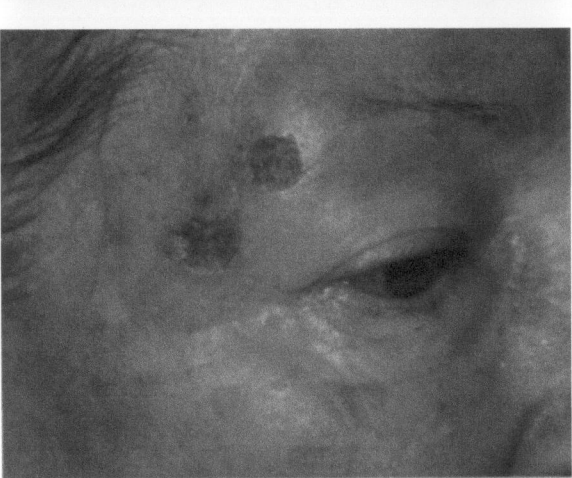
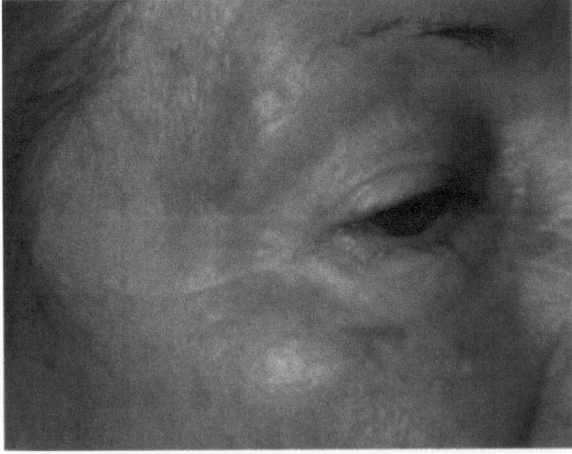

Abb. 36. Zwei hyperplastische aktinische Keratosen an der lateralen rechten Augenbraue vor (a), unmittelbar nach (b) und 2 Monate nach (c) Shave-Exzisionen.

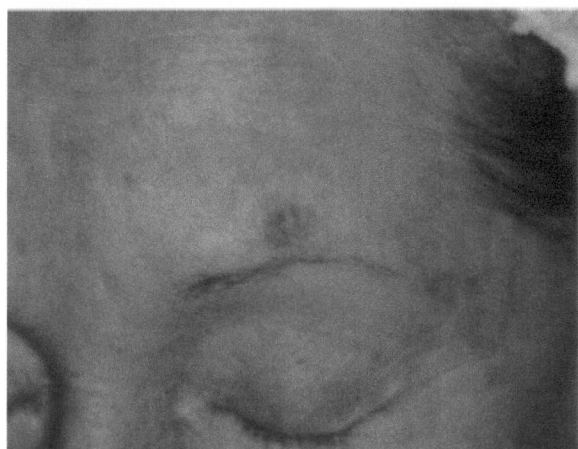

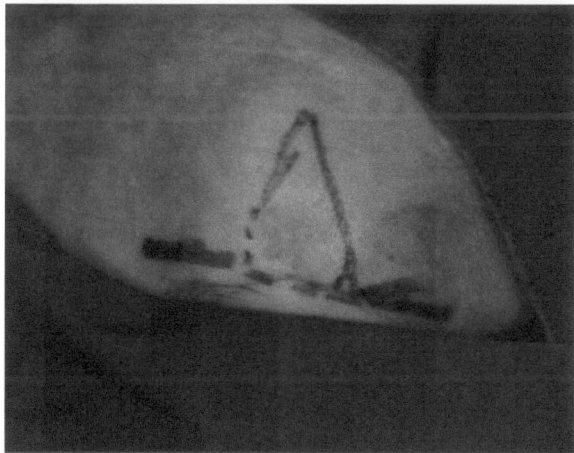

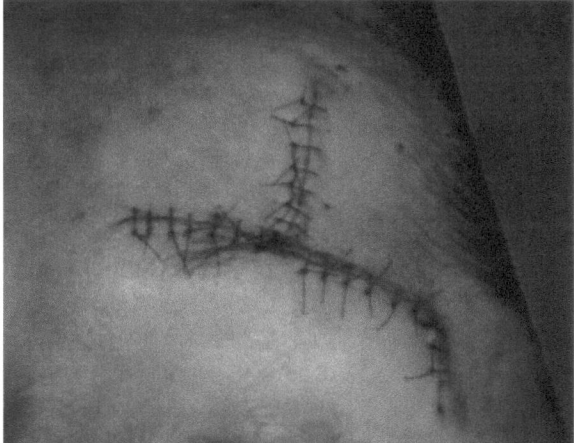

Abb. 37. Rezidiv einer hyperplastischen Keratosis actinica vor Exzision (a), geplante Schnittführung (T-Plastik) (b), Wundverschluss mit Ausgleichsdreieck an der lateralen linken Augenbraue (c) und postoperatives Ergebnis zwei Jahre nach Exzision (d).

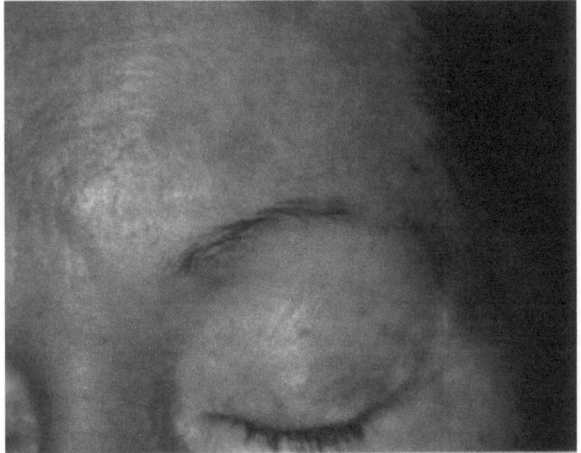

d

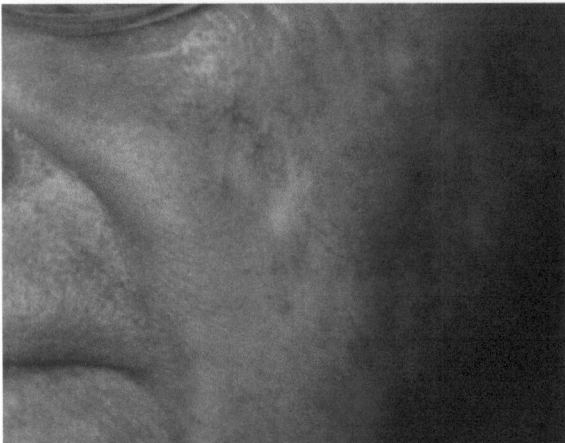

Abb. 38. **Dauerhafte hypopigmentierte Maculae nach kryochirurgischer Therapie von aktinischen Keratosen im Wangenbereich links.**

Ablative Lasertherapien mit dem CO_2 oder Erbium Yag Laser sind effektiv, zeigen jedoch keine nennenswerten Vorteile gegenüber den zahlreichen topischen beziehungsweise konservativ chirurgischen (Curettage und Shave Exzisionen) Behandlungsstrategien.

Die topische Anwendung des Pyrimidin-Antagonisten 5-Fluorouracil (Efudix Salbe®), ist derzeit immer noch ein wichtiger Standard in der Therapie aktinischen Keratosen (Abb. 39 und 40) [13]. Die Therapie ist sehr effektiv, beeinträchtigt den Patienten in der Regel jedoch über mehrere Wochen durch starke entzündliche Veränderungen mit Schmerzen und Dysästhesien in den behandelten Arealen. Das kosmetische Endergebnis ist zumeist gut bis sehr gut. Die Behandlungsdauer kann durch die gleichzeitige Einnahme von Isotretinoin deutlich verkürzt werden [28].

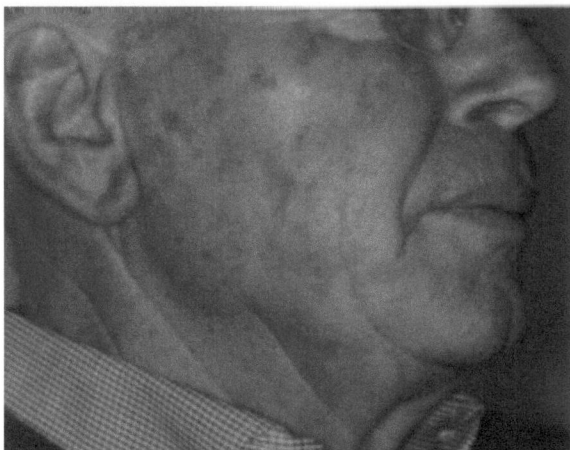
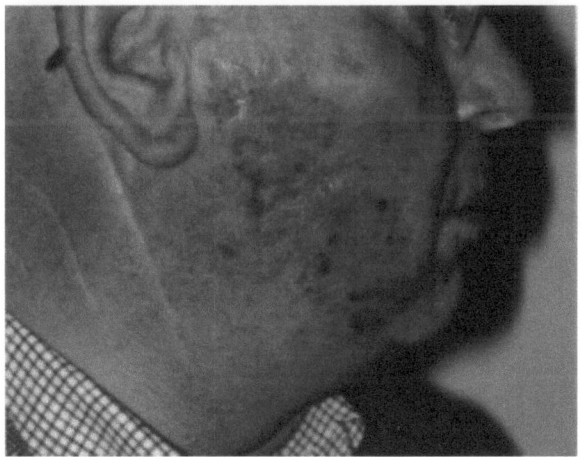
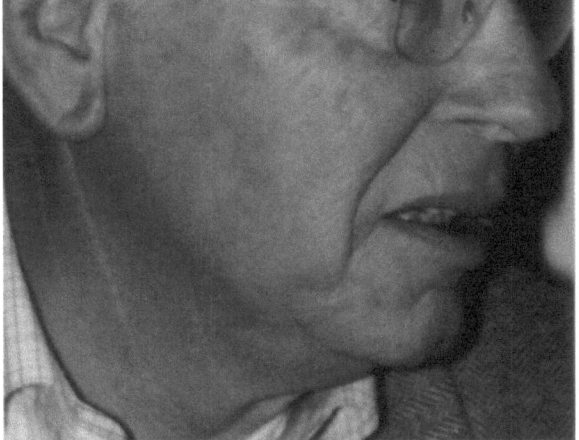

Abb. 39. Aktinische Keratosen vor Beginn (a), erosive und krustöse Hautreaktion 14 Tage nach Beginn (b) und klinisches Ergebnis 3 Wochen nach Beendigung (c) einer 14-tägigen 5-Fluorouracil Therapie (Efudix Salbe®) mit 2 x täglicher Applikation.

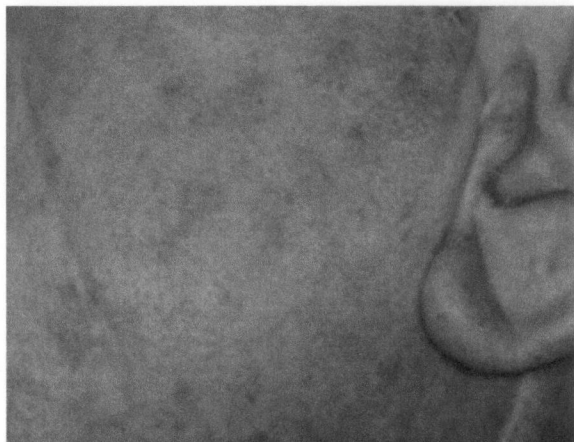

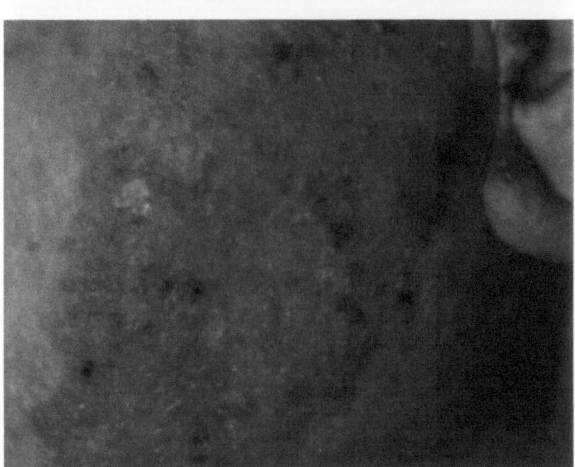

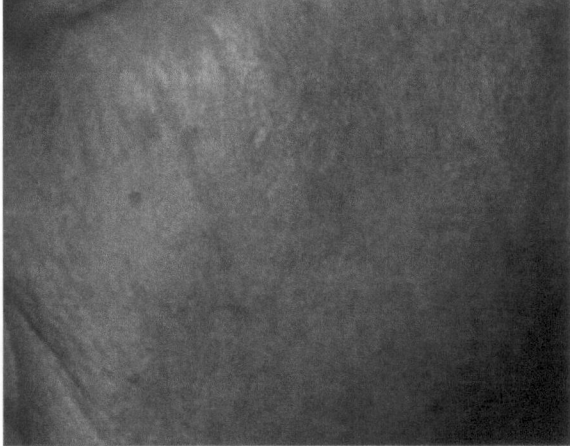

Abb. 40. Nahaufnahme der Wange links vor Beginn (a), nach 14-tägiger Behandlung (b) und 3 Wochen nach Ende einer 14-tägigen Behandlung (c) mit 5-Fluorouracil Therapie (Efudix Salbe®) mit 2 × täglicher Applikation.

Von den neueren Behandlungen hat sich die topische Therapie mit Diclofenac (Solaraze Gel®) ebenfalls als effektiv erwiesen. Bei Diclofenac handelt es sich um ein Arylessigsäurederivat mit hemmender Wirkung auf die Zyklooxigenase I und II. Hierdurch werden zahlreiche Metaboliten des Arachidonsäurestoffwechsels beeinflusst, wodurch die frühe Phase der Tumorgenese in der Epidermis offensichtlich gehemmt wird [36]. Der exakte Wirkungsmechanismus dieser Therapie ist nicht bekannt. Die Substanz steht als Gelzubereitung zur Verfügung und wird zweimal täglich aufgetragen, wobei es gelegentlich zu lokalen Unverträglichkeitsreaktionen kommen kann. Die Behandlung läuft über mehrere Monate und scheint besonders für frühe Formen aktinischer Keratosen geeignet (Abb. 41).

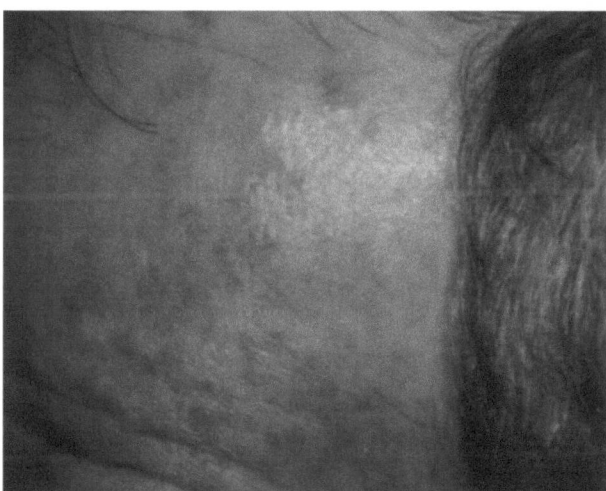

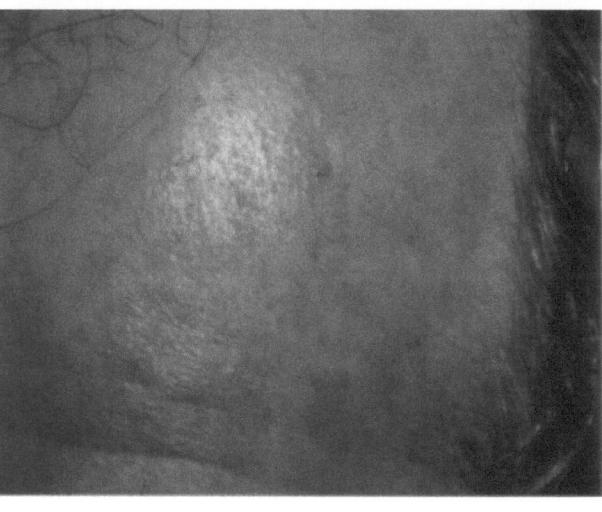

Abb. 41. Aktinische Keratosen vor Beginn (a) und vier Monate nach Beginn (b) einer kontinuierlichen topischen Diclofenac Therapie (Solaraze Gel®) mit 2 x täglicher Applikation.

Bei Imiquimod (Aldara 5 % Creme®) handelt es sich um eine Substanz aus der Gruppe der sogenannten „immune response modifier", die zahlreiche proinflammatorische Zytokine mit Antitumorwirkung aktiviert [21]. Hierzu zählen insbesondere IFN-alpha, Tumornekrosefaktor (TNF)-alpha und Interleukin (IL)-12. Imiquimod aktiviert Makrophagen über eine Bindung an Zelloberflächen-Rezeptoren (Toll-Rezeptor 7 und andere), wodurch die Bildung der oben genannten Zytokine induziert wird. Hierdurch entsteht eine über Th1-Zellen vermittelte Immunreaktion mit zytotoxischen Effekten [30]. Darüber hinaus zeigen neueste Daten, dass Imiquimod auch in der Lage ist, die „immune escape" Mechanismen zu überwinden und eine Apoptose der Tumorzellen zu induzieren [29]. Klinische Daten zeigen, dass Imiquimod nicht nur effektiv in der Therapie viraler Infektionen ist, sondern auch potente antineoplastische Wirkungen auf epitheliale Tumoren der Haut entfaltet.

Nach dem derzeitigen Protokoll zahlreicher Anwendungsbeobachtungen wird Imiquimod jeden zweiten Abend auf die befallenen Hautareale aufgetragen, über Nacht belassen und morgens wieder abgewaschen. Ebenso können in der Umgebung der sichtbaren Läsionen subklinische Areale detektiert und mitbehandelt werden. Die Therapie ist sehr effektiv und führt trotz zum Teil starker entzündlicher Reaktionen zu sehr guten kosmetischen Ergebnissen (Abb. 42–46). Mit Imiquimod behandelte Patienten sollten engmaschig, d. h. in 8–12-tägigen Abständen, kontrolliert werden, damit die Therapie, die gewöhnlich 3–6 Wochen dauert, bei starken Lokalreaktionen gegebenenfalls früher beendet werden kann.

Aktinische Keratosen

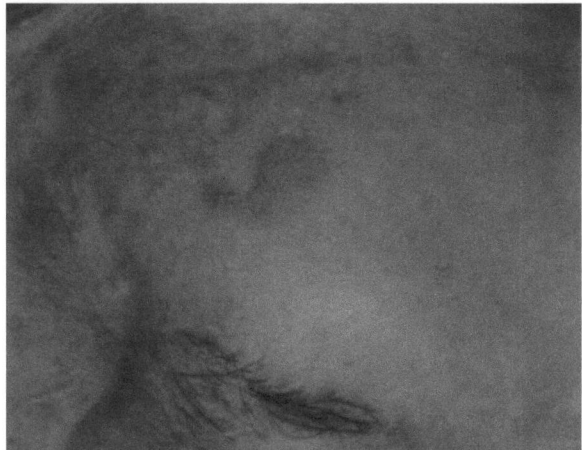

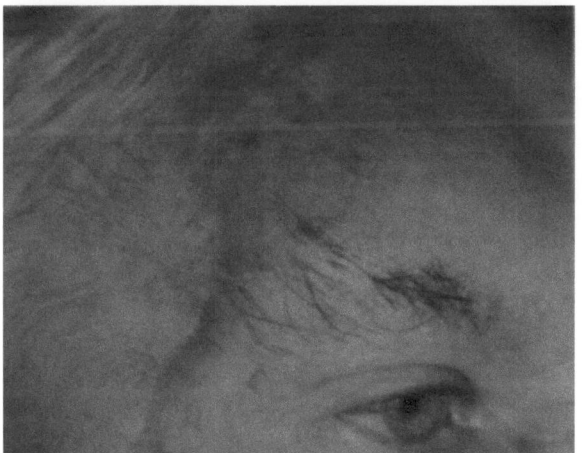

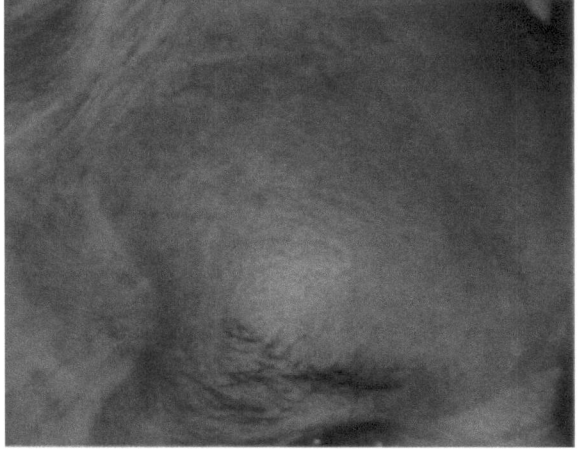

Abb. 42. Aktinische Keratosen vor Beginn (a), 11 Tage nach Beginn (b) und klinisches Ergebnis 1 Monat nach Beendigung (c) einer 3-wöchigen Imiquimod Therapie (Aldara 5 % Creme®).

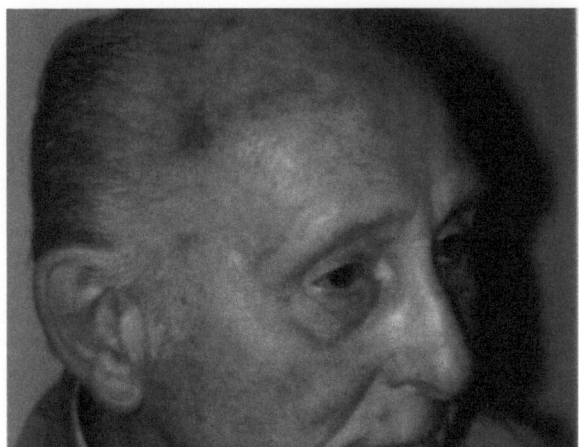

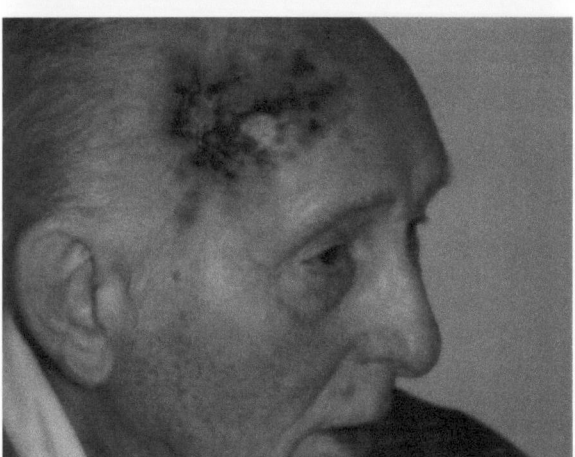

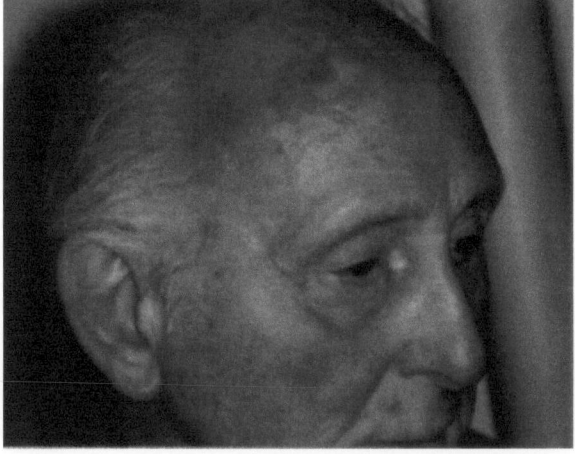

Abb. 43. Aktinische Keratosen vor Beginn (a), 4 Wochen nach Beginn (b) und klinisches Ergebnis 3 Wochen nach Beendigung (c) einer 4-wöchigen Imiquimod Therapie (Aldara 5 % Creme®).

Aktinische Keratosen

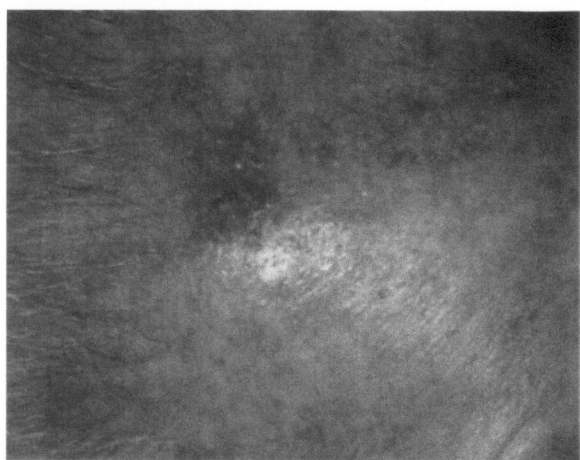
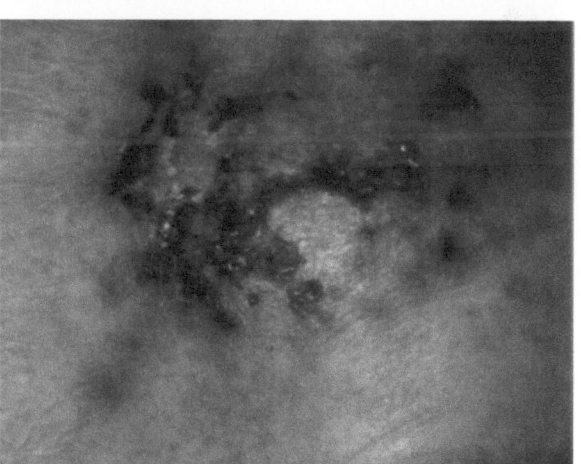
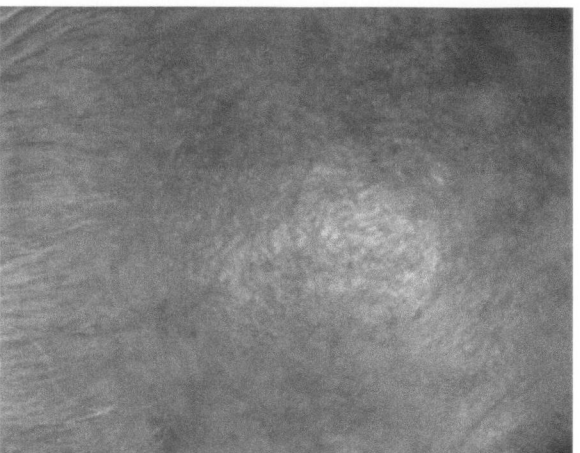

Abb. 44. a: Ausschnittsvergrößerung von 43 a; b: Ausschnittsvergrößerung von 43 b; c: Ausschnittsvergrößerung von 43 c.

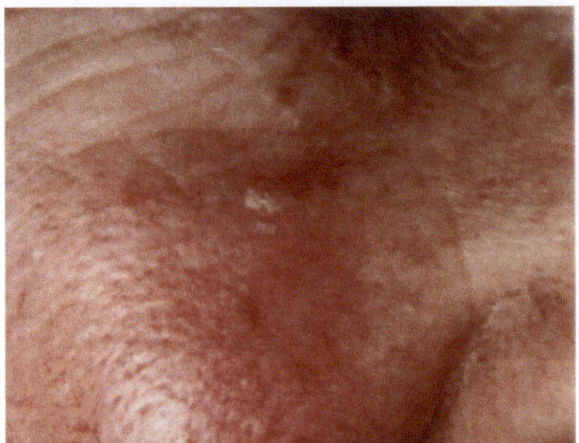

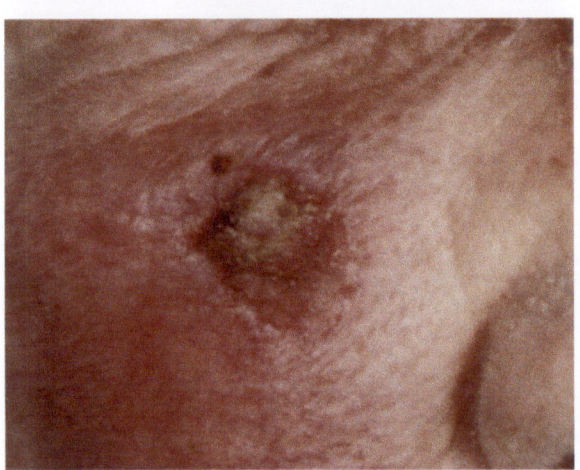

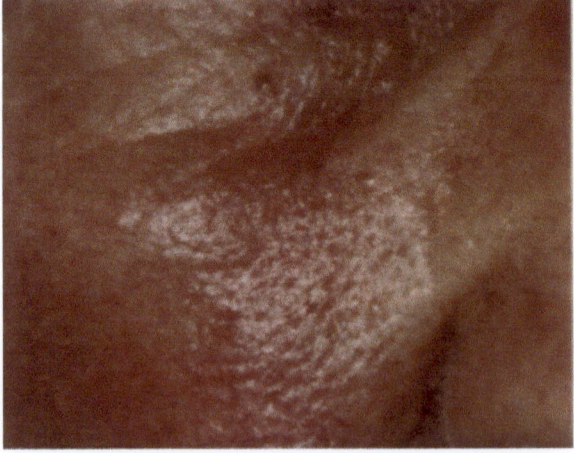

Abb. 45. Aktinische Keratosen vor Beginn (a), 2 1/2 Wochen nach Beginn (b) und klinisches Ergebnis 3 1/2 Wochen nach Beendigung (c) einer 3-wöchigen Imiquimod Therapie (**Aldara 5 % Creme®**).

Aktinische Keratosen

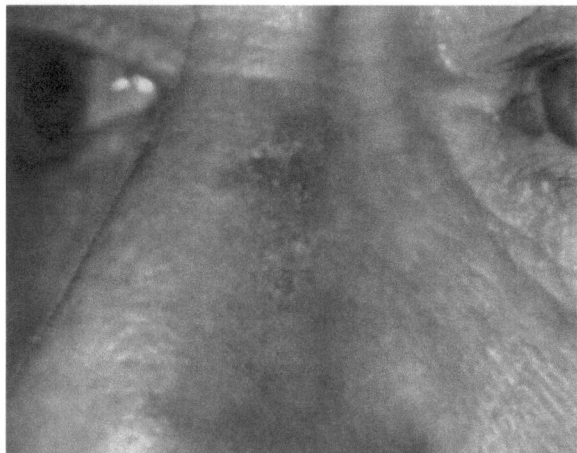

a

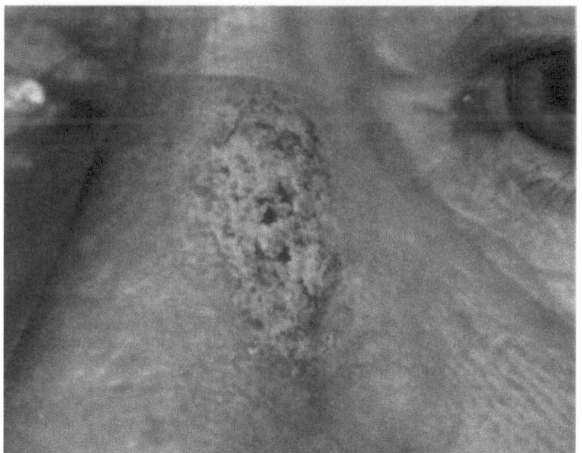

b

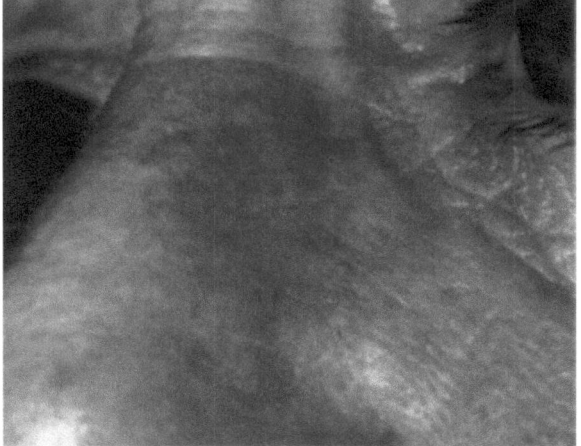

c

Abb. 46. Aktinische Keratosen vor Beginn (a), 1 Woche nach Beendigung (b) (die krustösen Veränderungen wurden von der Patientin mit Make-up abgedeckt) und klinisches Ergebnis 6 Monate nach Beendigung (c) einer 3-wöchigen Imiquimod Therapie (Aldara 5 % Creme®).

Rentinoide entfalten sowohl topisch als auch systemisch eine antitumorigene Wirkung, deren Effekt sich besonders bei frühen epithelialen Neoplasien nachweisen läßt. Obwohl der exakte Stellenwert der Retinoide derzeit noch nicht klar zu definieren ist, scheinen sie sowohl in der Therapie leichter Erscheinungsformen aktinischer Keratosen als auch zu deren Prophylaxe von Bedeutung zu sein [26]. Retinoide wirken zudem aufhellend auf die häufig begleitend vorhandenen solaren Lentigines (Abb. 47).

Eine weitere, relativ neue Form der Behandlung ist die photodynamische Therapie (Abb. 48–50), bei der die neoplastischen Epithelzellen nach lokaler Applikation eines Photosensibilisators (zum Beispiel Methyl-(5-amino-4-oxopentanoat)

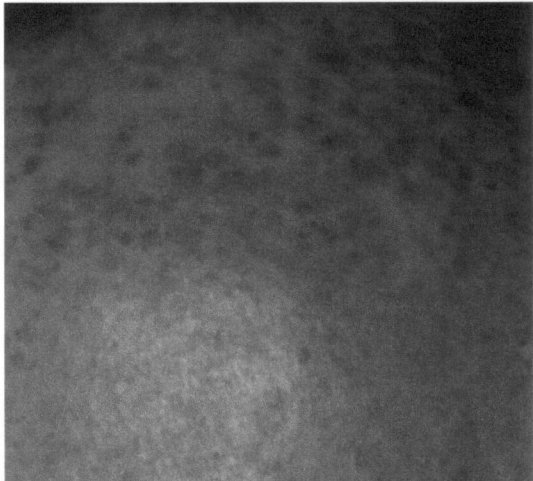

a

b

Abb. 47. Frühe aktinische Keratosen sowie zahlreiche solare Lentigines im Stirnbereich vor Beginn (a) und 4 Monate nach (b) einer kontinuierlichen topischen Retinoid-Therapie mit 0,03 % Tretinoin und 10 % Urea (Carbamid VAS Creme®) mit 1 x täglicher Applikation. Besserung der aktinischen Keratosen und Aufhellung der solaren Lentigines.

Aktinische Keratosen

(MAOP), Metvix®) mit anschließender Bestrahlung durch rotes Licht zerstört werden. Durch photooxidative Reaktionen induziert dieses Verfahren eine Zytotoxizität, die selektiv für Tumorzellen ist. Die kurzen Bestrahlungszeiten (in etwa 8–10 Minuten) sind von einer individuell sehr unterschiedlich empfundenen, zum Teil aber ausgeprägten Schmerzhaftigkeit begleitet. Diese kann durch eine zeitgleiche Kühlung deutlich reduziert werden. Von Vorteil ist die Tatsache, dass subklinische Läsionen effektiv mittherapiert werden. Nach einer entzündlichen Phase kommt es in der Regel innerhalb weniger Tage und Wochen zu einer kompletten Abheilung mit sehr guten kosmetischen Ergebnissen [18].

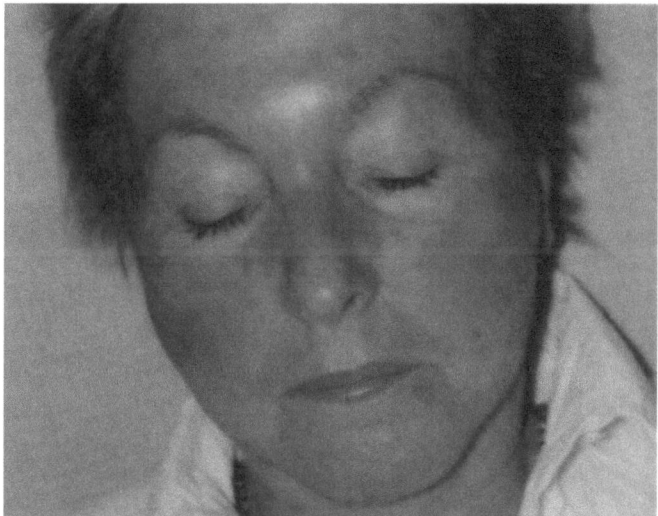

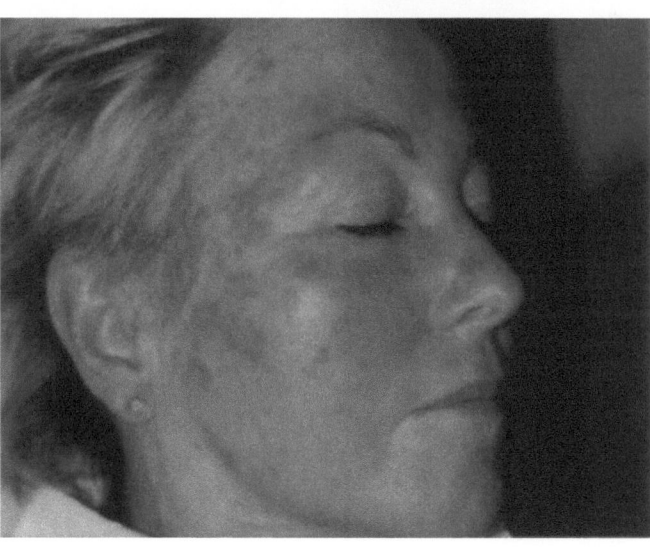

Abb. 48 a und b. Multiple aktinische Keratosen vor photodynamischer Therapie (PDT).

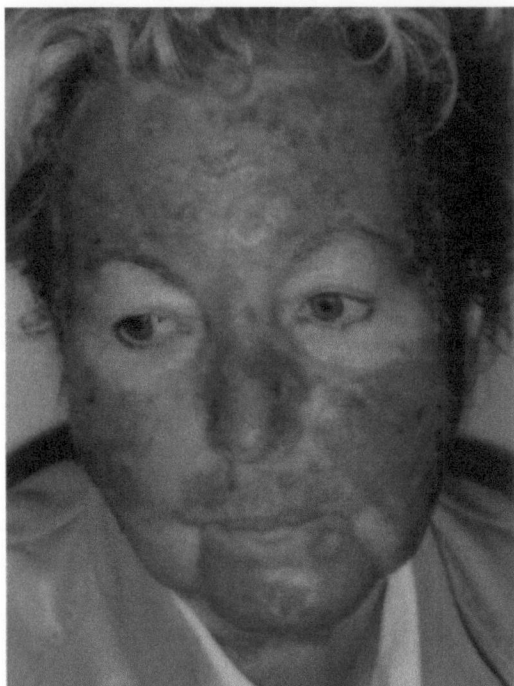

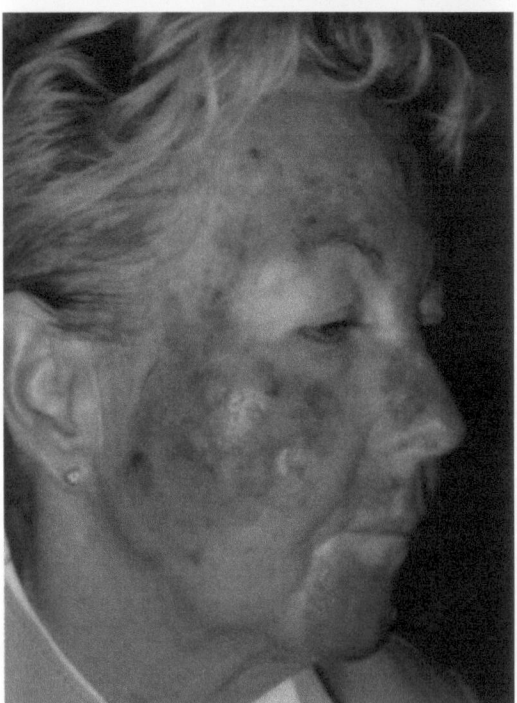

Abb. 49 a und b. Erosive und krustöse Hautreaktion 4 Tage nach photodynamischer Therapie (PDT).

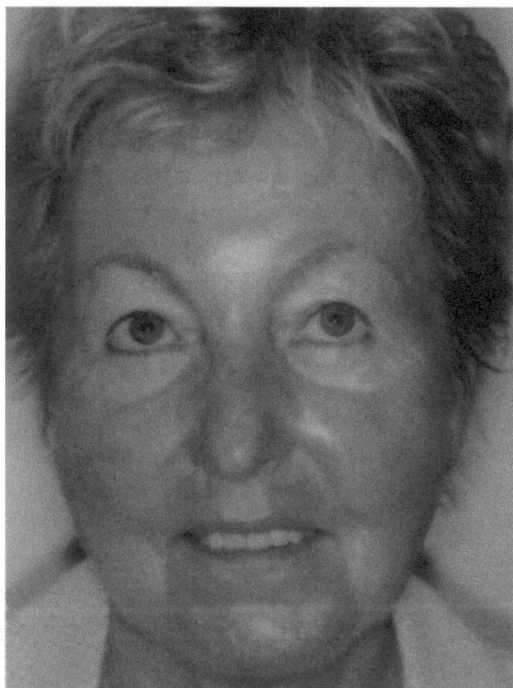

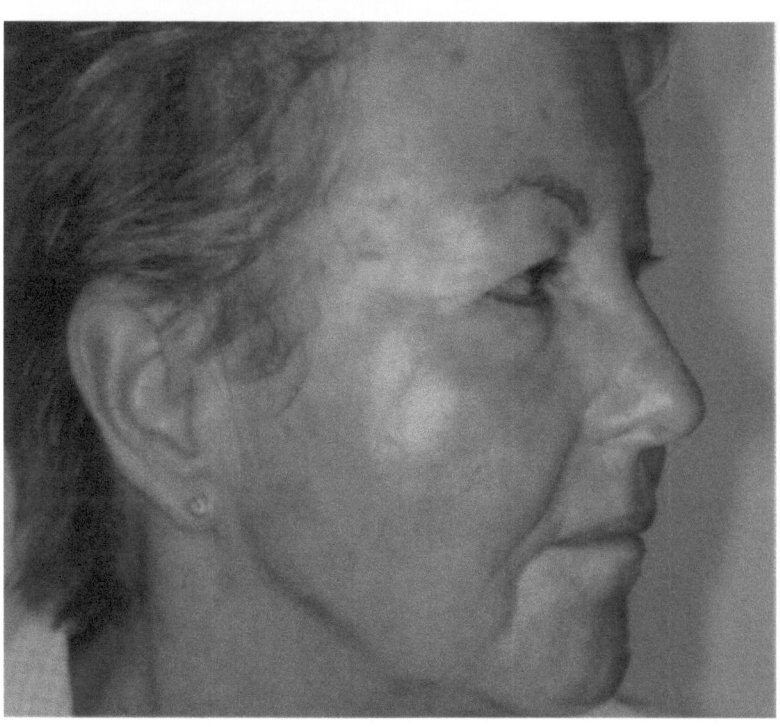

Abb. 50 a und b. Klinisches Ergebnis 6 Wochen nach einer einmalig durchgeführten photodynamischen Therapie (PDT).

Wertung und Schlussbetrachtung

Das Konzept, dass es sich bei einer aktinischen Keratose um eine Präkanzerose handelt, ist historisch wertvoll. In der Patientenbetreuung ist es hilfreich, weil es sensibilisiert ohne zu verängstigen. Epidemiologisch, klinisch, histologisch, zellbiologisch und molekularbiologisch ist dieses Konzept jedoch falsch. Eine aktinische Keratose ist ein Carinoma in situ und damit keine Präkanzerose, sondern eine Kanzerose, ebenso wie ein Melanoma in situ kein Prämelanom, sondern ein Melanom ist. Da es aufgrund individuell unterschiedlicher und größtenteils noch unbekannter tumorbiologischer und immunologischer Faktoren derzeit nicht vorhersagbar ist, welche aktinische Keratose über Jahrzehnte stabil bleibt und welche aktinische Keratose in welcher Zeit das Kontinuum zum invasiv wachsenden Plattenepithelkarzinom durchläuft, sollten alle aktinischen Keratosen behandelt werden.

Geber schrieb in seiner Abhandlung zum Karzinom der Haut im Jahre 1884: *„Die Bösartigkeit, welche den Hautkrebs vor allen Geschwulstformen kennzeichnet, macht es dem Arzte zur ersten und wesentlichsten Bedingung eines zweckmäßigen Handelns, das Neugebilde [die aktinische Keratose] sobald und so gründlich als nur möglich zu entfernen."* [12]

Diese Therapieempfehlung ist auch heute so aktuell wie vor 120 Jahren.

Literatur

1. Ackerman AB, Reed RJ (1973) Epidermolytic variant of solar keratosis. Arch Dermatol 107:104–106
2. Bachmann F, Buechner SA, Wernli M, Strebel S, Erb P (2001) Ultraviolet light downregulates CD95 ligand and TRAIL receptor expression facilitating actinic keratosis and squamous cell carcinoma formation. J Invest Dermatol 117:59–66
3. Beck SC (1933) Geschwulste der Haut II. In: Jadassohn J (Hrsg) Handbuch der Haut- und Geschlechtskrankheiten, Bd XII, 3. Teil, Springer J, Berlin, S 208–550
4. Berg D, Otley CC (2002) Skin cancer in organ transplant recipients: Epidemiology, pathogenesis, and management. J Am Acad Dermatol 47:1–17
5. Black HS (1998) Influence of dietary factors on actinically-induced skin cancer. Mutat Res 422:185–190
6. Brash DE, Ziegler A, Jonason AS, Simon JA, Kunala S, Leffell DJ (1996) Sunlight and sunburn in human skin cancer: p53, apoptosis, and tumor promotion. J Invest Dermatol Symposium Proceedings 1:136–142
7. Cockerell CJ (2000) Histopathology of incipient intraepidermal squamous cell carcinoma („actinic keratosis"). J Am Acad Dermatol 42: S11–S17
8. Dodson JM, DeSpain J, Hewett JE, Clark DP (1991) Malignant potential of actinic keratoses and the controversy over treatment: a patient-oriented perspective. Arch Dermatol 127:1029–1031
9. Dubreuilh W (1896) Des hyperkératoses circonscrites (1). Ann Dermatol Venerol 27:1158–1204
10. Filipowicz E, Adegboyega P, Sanchez RL, Gatalica Z (2002) Expression of CD95 (Fas) in sun-exposed human skin and cutaneous carcinomas. Cancer 94:814–819.
11. Freudenthal W (1926) Verruca senilis und Keratoma senile. Arch f Dermat u Syph (Berlin) 152:505–528
12. Geber E (1884) Neurom, Adenome, Epithelioma molluscum und Carcinom der Haut. In: Ziemssen v H (Hrsg) Handbuch der Speciellen Pathologie und Therapie, aus: Handbuch der Hautkrankheiten, Bd 14. 2. Hälfte, Vogel FCW, Leipzig, S 608
13. Goette DK (1981) Topical chemotherapy with 5-fluoruracil. J Am Acad Dermatol 4:633–649
14. Gottron HA, Nikolowski W (1960) Karzinom in der Haut. In: Gottron HA, Schönfeld W (Hrsg) Dermatologie und Venerologie. Bd IV, Thieme G, Stuttgart, S 295 und S 306–307
15. Guenthner ST, Hurwitz RM, Buckel LJ, Gray HR (1999) Cutaneous squamous cell carcinomas consistently show histologic evidence of in situ changes: A clinicopathologic correlation. J Am Acad Dermatol 41:443–448
16. Hurwitz RM, Monger LE (1995) Solar keratosis: an evolving squamous cell carcinoma. Benign or malignant? Dermatol Surg 21:184
17. Jarisch A (1908) Die Hautkrankheiten. In: Nothnagel H (Hrsg) Spezielle Pathologie und Therapie, Bd XXIV, 1.Teil, 2. Aufl., Hölder A, Wien, S 737–757
18. Kalka K, Merk H, Mukhtar H (2000) Photodynamic therapy in dermatology. J Am Acad Dermatol 42:389–413
19. Keining E, Braun-Falco O (1969) Dermatologie und Venerologie. 2.Aufl, Lehmanns JF, München, S 760–761
20. Kerkela E, Ala-aho R, Lohi J, Grenman R, M-Kahari V, Saarialho-Kere U (2001) Differential patterns of stromelysin-2 (MMP-10) and MT1-MMP (MMP-14) expression in epithelial skin cancers. Br J Cancer 84:659–669
21. Kono T, Kondo S, Pastore S, Shivji GM, Tomai MA, McKenzie RC, Sauder DN (1994) Effects of a novel topical immunomodulator, imiquimod, on keratinocyte cytokine gene expression. Lymphokine Cytokine Res 13:71–76
22. Lever WF (1958) Histopathologie der Haut. 2.Aufl, Fischer G, Stuttgart, S 326–327
23. Marks R, Rennie G, Selwood TS (1988) Malignant transformation of solar keratoses to squamous cell carcinoma in the skin: a prospective study. Lancet 1:795–797
24. Molesworth EH (1937) An introduction to dermatology. Churchill, London, S 410–413

25. Mortier L, Marchetti P, Delaporte E, Martin de Lasalle E, Thomas P, Piette F, Formstecher P, Polakowska R, Danzé P-M (2002) Progression of actinic keratosis to squamous cell carcinoma of the skin correlates with deletion of the 9p21 region encoding the p16 ^{INK4a} tumor suppressor. Cancer Letters 176:205-214
26. Nason-Burchenal K, Dmitrovsky E (1999) The retinoids: Cancer therapy and prevention mechanisms. In: Nau H, Blaner WS (Hrsg) Retinoids – The biochemical and molecular basis of vitamin A and retinoid action, Handbook of experimental pharmacology 139, Springer, Berlin, S 301-315
27. Neumann I (1869) Über die senilen Veränderungen in der Haut des Menschen. In: Lehrbuch der Hautkrankheiten. Braumüller, Wien, Sitzungsberichte der k. Akademie der Wissenschaften, 59, 1.Abt.
28. Sander CA, Pfeiffer C, Kligman AM, Plewig G (1997) Chemotherapy for disseminated actinic keratoses with 5-fluorouracil and isotretinoin. J Am Acad Dermatol 36:236-238
29. Schön M, Bong AB, Drewnick C, Geilen CC, Herz J, Geilen CC, Reifenberger J, Benninghoff B, Slade HB, Gollnick H, Schön MP (2003) Tumor-Selctive Induction of Apoptosis and the Small-Molecule Immune Response Modifier Imiquimod. J Natl Canc Inst 95: 1138-1149
30. Stanley MA (2002) Imiquimod und die Imidazochinolone: Wirkungsmechanismus und therapeutisches Potenzial. Zeitschrift für Hautkrankheiten 77:650-655
31. Sutton RL Jr (1938) Deseases of the skin, 11. Auflage, Mosby, St. Louis
32. Sutton RL Jr (1938) Early epidermal neoplasia: description and interpretation – the theory of mutation in the origin of cancer. Arch Derm Syphil 37:737-780
33. Takeda K, Ueda Y (2002) Immunohistochemical study of matrix metalloproteinase-1,-2,-7,-9 and -14 in actinic keratosis and squamous cell carcinoma developed from actinic keratosis. Ann Dermatol Venerol 129:1S516
34. Unna PG (1896) The histopathology of the diseases of the skin. Clay WF, Edinburgh, Macmillan, New York, (first German ed. 1894), S 75 und S 719
35. Vaccariello M, Javaherian A, Wang Y, Fusenig NE, Garlick JA (1999) Cell interactions control the fate of malignant keratinocytes in an organotypic model of early neoplasia. J Invest Dermatol 113:384-391
36. Wolf JE Jr, Taylor JR, Tschen E, Kang S (2001) Topical 3.0% diclofenac in 2.5% hyaluronan gel in the treatment of actinic keratoses. Int J Dermatol 40:709-713
37. Xu XC, Wong WY, Goldberg L, Baer SC, Wolf JE, Ramsdell WM, Alberts DS, Lippman SM, Lotan R (2001) Progressive decreases in nuclear retinoid receptors during skin squamous carcinogenesis. Cancer Res 61:4306-4310

MIX
Papier aus verantwortungsvollen Quellen
Paper from responsible sources
FSC® C105338

If you have any concerns about our products,
you can contact us on
ProductSafety@springernature.com

In case Publisher is established outside the EU,
the EU authorized representative is:
**Springer Nature Customer Service Center GmbH
Europaplatz 3, 69115 Heidelberg, Germany**

Printed by Libri Plureos GmbH
in Hamburg, Germany